鎌倉・大船の老舗薬局が教える

こころ漢方

はじめに

私は鎌倉市大船にある杉本薬局で、日々、悩みを持って訪ねていらっしゃる方々のご相談にのり、漢方薬や自然薬を用いた養生法をご提案しています。

問診をしていて、ずっと気になっていることがあります。それは、体の不調だけでなく、心の不調で悩んでいる方が多いこと。

じつは、漢方は体だけでなく、心も整えることができます。私自身、漢方で体と心のケアをして、日々、仕事や遊びのパフォーマンスを維持しています。心のケアといっても、何か強い漢方を飲むというわけではありません。

落ち込んでいるときやイライラするとき、やる気が出ないときに、友人や家族と話をすると、少し気分が晴れることがあります。もちろん、それがいちばんいいのですが、先人たちの智慧がつまった漢方も、現代の私たちの助けになってくれます。

本書では、さまざまな心の不調の原因やその対処法、おすすめ漢方を取り上げます。また、漢方を身近に感じていただくための基礎知識やレシピもご紹介します。

ただし、知っておいていただきたいことがあります。それは漢方の場合は同じ症状でも、人それぞれ体質や環境によって、合う処方が異なることです。ご自分で「この漢方を飲めばいいんだ」と判断できるようになれたらいいですが、まずはこの本をきっかけに、気軽に漢方薬局に足を運んで、相談してみてください。そして、かかりつけの漢方薬局を見つけられたらいいなと思います。

漢方を通じて、みなさまの心が少しでも軽くなり、のびのびとした暮らしを送れるようになることを心から願っています。

杉本 格朗

contents

本書では、漢方薬と生薬をともに「漢方」と呼びます。また、漢方薬名を《　》内に、生薬名を〈　〉内に表記して、わかりやすく区別します。

Introduction

病は「気」から！見えないけれど、とても大切！

「気」は目に見えないけれど、不足したり滞っていたりすると、元気がなくなったり、心がモヤモヤしたりします。「気」は体と心の両方に深くつながっている重要な存在です。

「気」とは何か？

「気」は目に見えないけれど存在している

「気」は、東洋医学や漢方ではとても重要なキーワードです。たとえば、漢方薬局へ相談に行くと、「気が不足しています」「気が停滞しています」「お腹の気を補いましょう」などと、あたり前に「気」という言葉が飛びかいます。目に見えず、数値化も難しい「気」とは、そもそも何なのか。理解しがたく、漢方をわかりにくくしている原因のひとつかもしれません。でも、日本人をはじめ東洋人の多くは、「気」と聞いて、説明できないまでも、なんとなくイメージを持っているように思います。存在していないようで存在しているという抽象的な感じが、まさに東洋（日本）文化のようですね。

日本語には「気」という字が入る熟語や言いまわしがたくさんあります。人気、元気、気力、気持ち、空気、気を遣う、気を配る、気が滅入るなどの言葉を日常的によく使います。英語でも、aura/energy/power/spirit/heart/air/gas など、「気」にあてはまりそうなものがいくつかあります。たとえば人と会うときに「元気？」と声をかけますよね。

元気なのか、疲れているのか、よいニュースがあるのか……。友人や知人の近況を聞きますが、これはまさに相手の「気」の状態をたずねているといえます。

鳥山明さんの漫画『ドラゴンボール』がわかりやすい例ですが、相手の「気」をはかったり、「気」を集めてためたり、「気」をモチーフにしたさまざまな技があります。子どもの頃、「かめはめ波」「元気玉」のまねごとをした方は、きっと本当に「気」を集め、発していたと思います。


「気」には、素となる「精」というものがあります。「精」は、精をつける、精が出る、精根尽き果てるなどの言葉があるように、生命活動に必要な「気」や「血」の根源のようなものです。「気」ができることによって「精」も作られるという相互関係にあります。「精」は「腎精（腎気）」とも呼ばれ、生命誕生時に両親から得た「先天の精」に、飲食物から吸収した栄養素「後天の精」が充填され「腎」に蓄えられています。

「腎精」は成長とともに増減し、生殖機能を維持したり、成長を促進する働きがあります。男女ともに「腎精」が豊富にあることで発育や妊娠、出産につながります。乳幼児から徐々に増えていき、成長期でピークを迎え、徐々に弱まり、足腰が衰え、骨や歯、髪などが老衰し、最期は死を迎えます。本書ではざっくりと、「気」＝（イコール）「精」

と考えていただけたらと思います。

こうしてみると、じつは身近な「気」ですが、漢方薬局や鍼灸院、気功整体などに通っていないと、なかなか「気」に関心を向ける機会がないかもしれません。体調がよくないときや病気にかかったときはもちろん、仕事やプライベートで集中したいとき、力を発揮したいとき、あるいは落ち込んでしまったときにも、子どもの頃のように、「気」を集めて、力がみなぎってきたら最高ですよね。

「気」とはどのようなものなのか、漢方の視点で面白く、わかりやすく、怪しくならない程度にお話ししたいと思います。

「気」が満ち足りて、全身を巡っている状態が健康

「気」について、基礎的なお話をしておきます。

東洋医学においては体を構成する要素として、「気」「血」「水（津液）」という3要素があります。これらの3要素それぞれが全身（体、頭、心）に十分に満ち足りていて、

全身を巡っている状態が健康です。一方、このうちのひとつ以上が不足していたり、全身を巡らずに滞っていたりすると、「気」「血」「水」のバランスが崩れて、体と心に不調が出てしまいます。そのため、このバランスを整えることが重要になります。ですので、漢方医や漢方薬局などの東洋医学の専門家は、問診をしたり、舌や脈の状態をチェックしたりして、「気」「血」「水」の状態を把握する作業に時間をかけます。

「気」は不足したり、滞ったりする

「気」は不足している状態と、滞っている状態の2種類に分かれます。不足している状態を「虚(きょ)」、滞っている状態を「実(じつ)」といいます。簡単にいうと「虚＝マイナス」「実＝プラス」です。体を整えるにはプラスマイナス・ゼロの状態を目指すのです。

「気」が不足している「虚」の状態では、元気がない、気力やエネルギーがない。滞っている「実」の状態では、お腹が張ったり、ゲップやおならがたまったり、心がモヤモヤしたり、息がつまったようになります。専門用語では「気」が不足している状態を「気虚(ききょ)」、滞っている状態を「気滞(きたい)」といいます。私たちは体のどの部分で「気」が足りないのか、どのあたりに「気」が滞っているのかを細かく見なくてはなりません。

「気」は逆流もする

ここでは簡単にお話ししますが、「気虚」と「気滞」の次によく使う表現として「気逆（きぎゃく）」があります。「気」が逆流する状態です。家の中で配管がつまったときに、逆流してきたらパニックになりますよね。体がそのような状態になると、イライラしたり、のどのあたりがつまってうっとうしい感覚を覚えます。「気滞」と似ていますが、ここはざっくりと、どちらの状態も「気」を正常に巡らせればよい、と思ってください。

「気虚」のときは「気」を補ってあげて、「気滞」や「気逆」のときは「気」を正常に巡らせてあげればよいわけです。

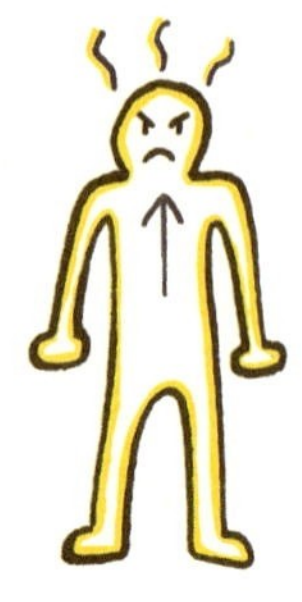

気逆（きぎゃく）

「気」が逆流している。顔や目が赤くなる。頭から湯気が出るような感じがする。

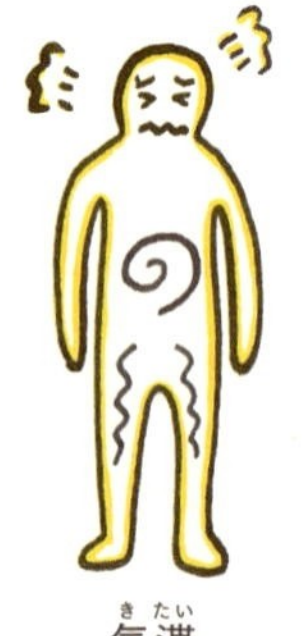

気滞（きたい）

「気」が滞っている。お腹が張る。ゲップやおならがたまる。ため息が出る。

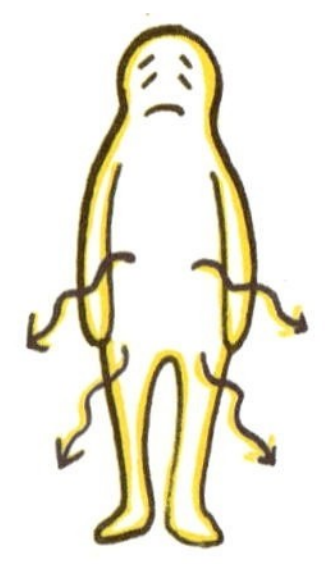

気虚（ききょ）

「気」が不足している。元気がない。気力やエネルギーがない。無気力になる。

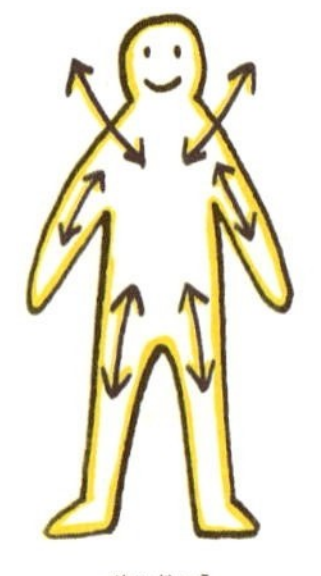

正常（せいじょう）

「気」が全身（体、頭、心）に十分満ち足りていて巡っている。

「気」と感情は互いに影響し合う

じつは、感情と「気」は互いに影響し合っています。感情は「気」に影響を及ぼし、逆に、「気」も感情に影響を及ぼします。漢方の世界では感情を「怒」「喜」「思」「憂」「悲」「恐」「驚」の7つに分けています。

「怒ったとき」は、「気」は頭のほうに昇ります。よく「頭に血が昇る」といいますが、じつは「気」も昇っているのです。

「喜ぶとき」は、「気」はゆるみます。できればつねに喜んで生活したいものですが、喜びすぎるのも考えもので、何事もバランスが大切です。

「思うとき」は、「気」が固まっていきます。「うーん」と深く考え込む感じです。ふさいでいる感じというとわかりやすいかもしれません。さまざまな事情で気持ちをオープンにできないときってありますよね。

「憂うとき」は、「気」が縮みます。「思うとき」の感情と似ていますが、思考するよりも心配ごとを抱えて、「気」をもんでいるイメージです。

「悲しいとき」は、「気」は消えかけます。意気消沈して、気力がなくなるような感じです。

「恐いとき」は、「気」は下に降ります。血の気が引く、腰が抜けるという表現が近いと思います。

「驚くとき」は、「気」が動転して乱れています。混乱やパニックに近い状態です。

日常生活では、これらの感情ははっきりと分かれていません。さまざまな感情が交錯したなかで、いまはどの感情が強いかを判断する必要があります。「気」が昇ってしまったり、乱れてしまったら、下に降ろしてあげたり、落ち着かせてあげる。「気」がなくなってしまったら、補ってあげる。「気」が固まって、ふさぎこんだり、縮こまったら、ゆるめてあげる。目には見えない「気」の話ですが、ぜひ想像力を働かせて、イメージしてみてください。漢方には感性も大切です。

漢方を飲む前に知っておいてほしい5つのこと

1「生薬」と「漢方薬」は異なる

漢方薬は複数の生薬の組み合わせでできています。

生薬とは、植物の根や葉、皮、果実、花、動物の分泌物、鉱物などの薬用部位を加工（乾燥、粉砕など）したもののことです。生薬はそれぞれ味や香り、そして効能が異なります。料理の際にスパイスとして使う〈生姜〉や〈ウコン（ターメリック）〉、〈八角〉、〈桂枝（シナモン）〉といった身近なものも生薬です。ちなみに、植物全体を指す場合は「薬草」と呼んでいます。

動物性の生薬は、珍しい原料のものが多いです。たとえば、〈牛黄〉は牛の胆石、〈鹿茸〉は鹿の幼角、〈亀板〉は亀の甲羅など。これらは原料が希少だったり作るのが大変なため値段が高いですが、植物よりも鋭く効くため、単独で使用することもあります。

また、Ｐａｒｔ４でご紹介しますが、食品として扱える薬草をお茶や料理に使用することもできます。

漢方薬は、さまざまな生薬を組み合わせ、何を何グラム入れるかという、配合の妙で作られています。少なくとも2種類、多いと20種類以上の生薬でできています。

たとえば風邪薬で有名な《葛根湯》は、〈葛根〉、〈麻黄〉、〈生姜〉、〈大棗（ナツメ）〉、〈桂枝〉、〈芍薬〉、〈甘草〉の7つの生薬でできています。《葛根湯》は、「①寒気があり、ゾクッと身震いする　②微熱がある　③腋の下を触っても汗が出ていない　④首すじや肩にこわばりがある」という症状のときに処方します。発汗作用のある生薬として〈桂枝〉と〈麻黄〉が入っており、体を温めて汗をかくことで、寒気や熱を取り去ります。

同じような症状でも、汗をかいている場合に《葛根湯》を服用すると、さらに汗をかいて具合が悪くなってしまうことがあります。そこで、《葛根湯》の中から〈葛根〉と〈麻黄〉を取り除きます。そうすると〈生姜〉、〈大棗〉、〈桂枝〉、〈芍薬〉、〈甘草〉の5つの生薬からなる《桂枝湯》という漢方薬になります。《葛根湯》よりも発汗作用が軽く、汗が出ている場合におすすめします。生薬を足したり引いたりできるところが、漢方薬がオーダーメイドといわれる要因のひとつです。

2 飲み方の種類はいろいろある

漢方は散剤（粉剤）や煎じ薬のほかにも、エキス顆粒や錠剤、丸剤、ペースト状、カプセルタイプのほか、トローチのように口の中で溶かす固形タイプもあります。漢方薬の名前に「散」とあるのは散剤、「湯」とあるのは煎じ薬（湯剤）、「丸」とあるのは丸剤です。煎じ薬や口の中で溶かすタイプは味と香りを味わうように作られており、体内の吸収が早く、効き目が出るのも早いのに対し、錠剤や丸剤はお腹の中で溶けるため、ゆっくりと効いていきます。私たちは症状に合わせて飲み方も提案します。ご希望がありましたらおっしゃってください。

また、漢方薬は絶妙な配合で作られているため、ほかの飲食物と混じらないように、基本的に空腹時に服用するのがよいとされています。一日2〜3回、食前や食間、就寝前などに服用します。胃腸に刺激のある種類を服用する場合や患部によっては、食後の服用が好ましいとされる場合もあります。変わったものとして、《鶏鳴散(けいめいさん)》は鶏が鳴く夜明け前に飲むのがよいとされています。

3 漢方は味と香りが大切

漢方は「苦い」「おいしくない」というイメージを持たれがちですが、そんなことはありません。好みによりますが、「甘い」「おいしい」「落ち着く香り」と感じる種類もありますし、体調によっておいしいと感じられるときもあります。また、「苦い」＝「おいしくない」とは限らず、まずは匂いをかいで、味わってみてください。

生薬には「酸」「苦」「甘」「辛」「鹹（しおからい）」の5つの味があり、香りとともにとても大切です。錠剤やカプセルを飲み込むのとは違い、煎じ薬や口の中で溶かす漢方は味と香りを感じると、その時点で気持ちがすっと楽になったり、リラックス効果を得られることもあります。飲んですぐに「視界が明るくなった」とおっしゃる方もいます。

「どうしても口に合わず飲み込めない」と感じるなら、その漢方が体に合っていない可能性もあります。また、服用しているうちに「おいしくなくなってきた」と感じるときは、心や体の具合がよくなり、もうその漢方を飲む必要がなくなっているのかもしれません。その場合は処方を変えることも検討しますのでお伝えください。漢方は我慢しながら飲むものではありません。「良薬は口に苦し」ですが、「口に甘し」でもあるのです。

4 サプリメント（健康食品）や一般用医薬品（OTC）を併用することもある

漢方を飲めばそれだけで症状がよくなるかといったら、必ずしもそうではありません。漢方の世界では、健康でいるために「食事」、「生活習慣」、「漢方」の3つが大切だと考えられています。そのため、栄養が摂れていなかったり、生活が不規則だったり、原因が改善されないと、漢方を服用してもなかなか治しきれません。ですので、私たちは生活養生に加えて、問診をして必要な栄養が摂れていないと判断した場合は、サプリメントや一般用医薬品（OTC）も一緒に提案することがあります。

サプリメントとは、解毒作用のある葉緑素の入った青汁やクロレラ、不足している鉄分や亜鉛、ミネラル、必須脂肪酸などを補う牡蠣のエキスなどの海洋生物由来のもの、血行をよくする〈田七人参〉など生薬由来のものなど。一般用医薬品とは、生薬にアミノ酸やビタミンを加えた医薬品や、カルシウムなど。これらを症状に合わせて選んでいきます。場合によって、漢方は服用せず、サプリメントや一般用医薬品で症状がよくなることもあります。

5 飲み続けて大丈夫

私は漢方を飲むのが日課になっています。朝起きて疲れていたら、食前に滋養強壮に効果のある《補中益気湯》か《十全大補湯》を煎じて飲みます。食後はいつも、胃の消化を手伝い、食べすぎた胃腸の負担を軽減する〈熊胆（熊の胆汁）〉や〈黄連〉、〈黄柏〉の入った胃腸薬や整腸薬を飲みます。昼過ぎから夕方にかけて、問診や事務作業が続いて頭が疲れていたら《抑肝散》を煎じてお茶がわりに飲みます。体が疲れていたら、英気を養うために〈牛黄〉や〈朝鮮人参〉などを追加します。眠る前には、翌朝に疲れを残さないために〈牛黄〉、〈朝鮮人参〉、〈鹿茸（鹿の幼角）〉、牡蠣のエキス、眠りの質を上げる効果のある《抑肝散》などをその日の疲れ具合に応じて飲みます。このように、一日のあらゆるシーンで漢方にお世話になっていますが、ほとんど飲まずに過ごす日もあります。

漢方は基本的には体に合っていれば飲み続けて大丈夫です。筋トレと同じく、ある程度続けていれば、少し服用する間をあけても健康状態は維持されます。しかし、できれば急にやめず、服用する回数や量を減らしたり、最低限の漢方だけ服用し続けましょう。調子がよくなれば、量を減らせるかもしれませんのでご相談ください。

Part 1

はやわかり！この不調にこの漢方

イライラする、クヨクヨするなど、日常生活で起こる心の不調。それはあなたの性格のせいではなく、体の不調が原因かもしれません。

NO. 1

頭に血が昇る、イライラする

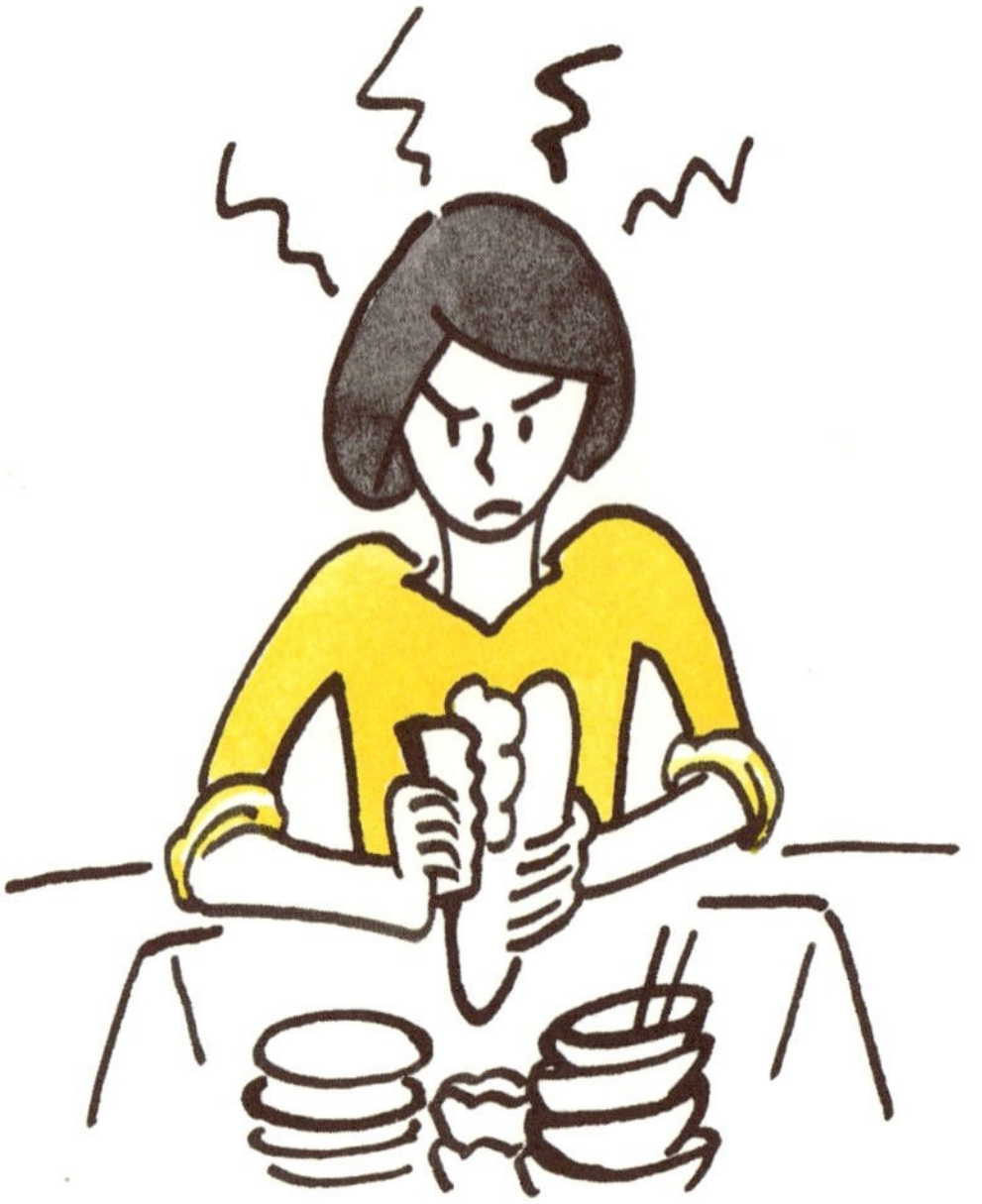

思い通りに物事が進まない、上司や部下に悩まされる、空気を読んで自分を抑えてしまい、イライラしたり、怒ったり、考えすぎてしまうなど……。「はらわたが煮えくり返る」といいますが、煮立った「気」は熱気となり、上へ上へと逆流して、「血」とともに頭に昇ります。顔や目が赤くなったり、考えすぎて頭から湯気が出るような感じがしたり、興奮がおさまらずに寝つきが悪くなったり、眠りが浅くなったりします。また、「気」が停滞して、お腹が張ったり、ゲップやおならがたまりやすくなり、胃が痛くなったりもします。「頭を冷やす」というのは熱気を冷ます（清熱（せいねつ））ということです。怒った人が大声で怒鳴ったりするのは、たまった「気」を発散して熱を外に出しているのです。

格朗先生のおすすめ漢方

上に昇った「気」を下に降ろし、正常に巡らせるためには、熱を冷まし、「気」を発散する必要があります。《抑肝散（よくかんさん）》、《加味逍遙散（かみしょうようさん）》、《逍遙散（しょうようさん）》、《四逆散（しぎゃくさん）》、《女神散（にょしんさん）》、〈牛黄（ごおう）〉、〈麝香（じゃこう）〉、〈羚羊角（れいようかく）〉などがおすすめです。私もイライラするときは《抑肝散》に〈牛黄〉や〈麝香〉、〈羚羊角〉を加えて飲んでいます。どの漢方薬にも〝散〟という字があるように、散剤で服用して「気」を発散することを目的としています。《抑肝散》の「肝」は、漢方では怒りなどの感情をコントロールする臓器とされています。

心がけたいことなど

何でも話せる友人や知人、家族、メンタルトレーナーなどと話をできるといいですね。そのほか、深呼吸をしたり、体を動かしたり、ゆっくりお風呂に浸かって汗をかいたり、カラオケで気持ちよく歌ったり、好きなことを思い切り楽しんでリフレッシュしましょう。

NO.→2

考え込みやすい

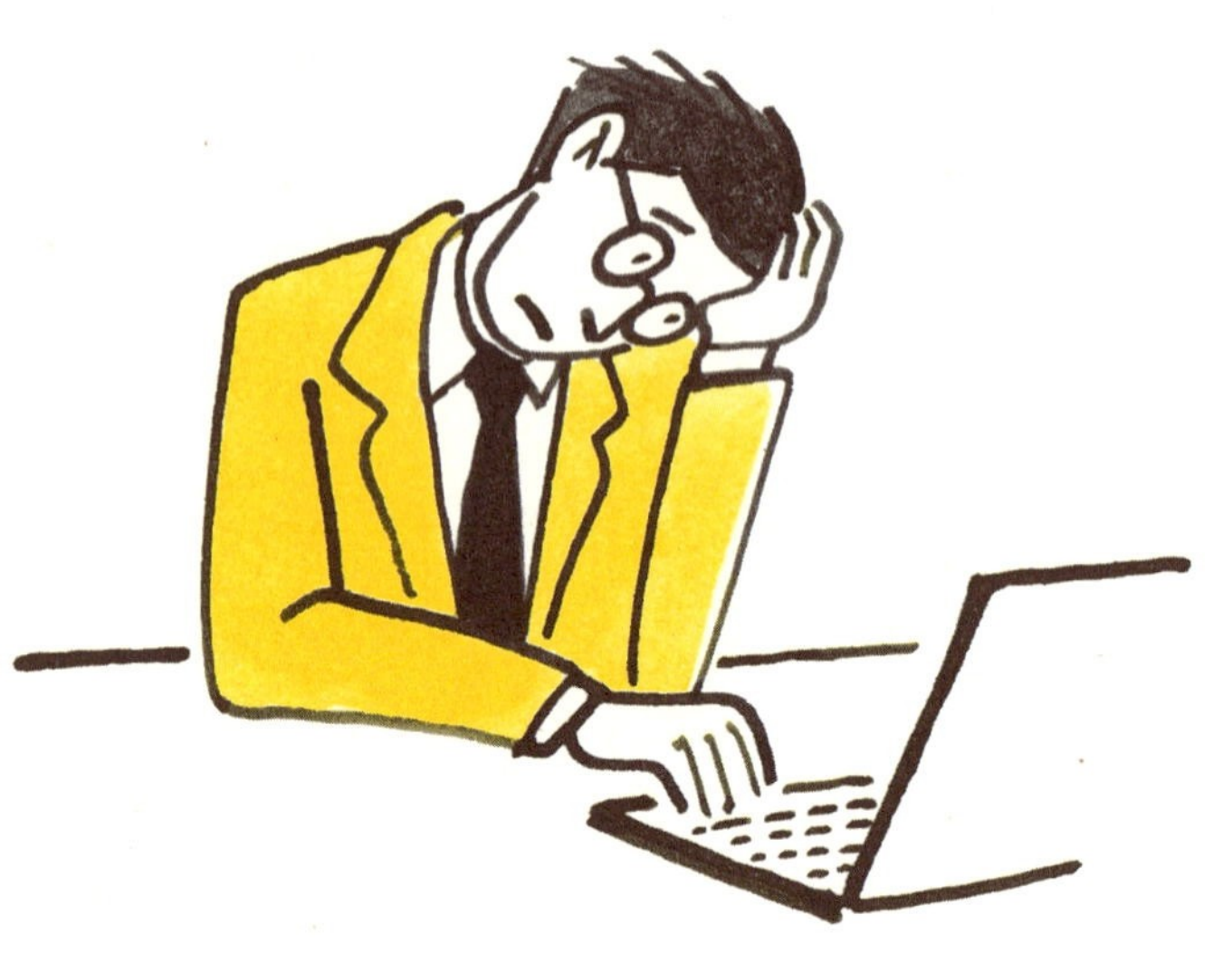

あれこれ考えすぎてしまう、頭の整理ができない、落ち着かないときなど……。経営者や管理職、クリエイターなど頭をよく使う方、自分や他人のことを必要以上に気にしてしまう方がなりやすいです。これは「気」の流れが滞り、過度に心配したり、焦ったり、同時に多くのことを考えたり、頭を使いすぎて頭が疲れている状態です。頭の回転が鈍り、ものの忘れをしたり、冷静な判断ができなくなってしまいます。また、頭が冴えて眠れない、眠りが浅い（よく夢を覚えている）などの睡眠障害、落ち込み、食欲不振、お腹が張る、ゲップやおなら、ため息が増えるなどの不調が出てきます。考えすぎは思考のオーバーワークなので、放っておくとイライラしやすくもなります。

格朗先生のおすすめ漢方

頭の疲れをとり、「気」の流れをよくするために《抑肝散》、《抑肝散加陳皮半夏》、《逍遙散》、《四逆散》、〈牛黄〉、〈麝香〉、〈羚羊角〉、〈龍脳〉、〈サフラン〉、〈沈香〉などがおすすめです。頭が整理できないときや、よいアイデアを出したいときなどによく使います。眠る前に飲むと睡眠の質がよくなり、朝もスッキリ起きられると思います。睡眠薬とは違って、午前中や日中に服用しても眠くならないので、頭の疲れを感じる場合は、朝昼晩と飲んでおくといいでしょう。

心がけたいことなど

頭の疲れをとるためには休息がいちばんです。休息が苦手な方も多いですが、旅行に行くなどして、とにかく仕事や悩みの種から物理的に離れて忘れる時間を作ることが大切です。日常から離れた場所に行ったり、初めてのことにチャレンジすると気分転換になりますよ。

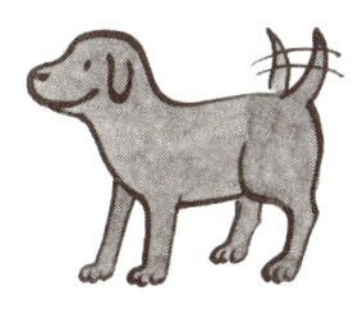

NO. 3

落ち込む、クヨクヨする

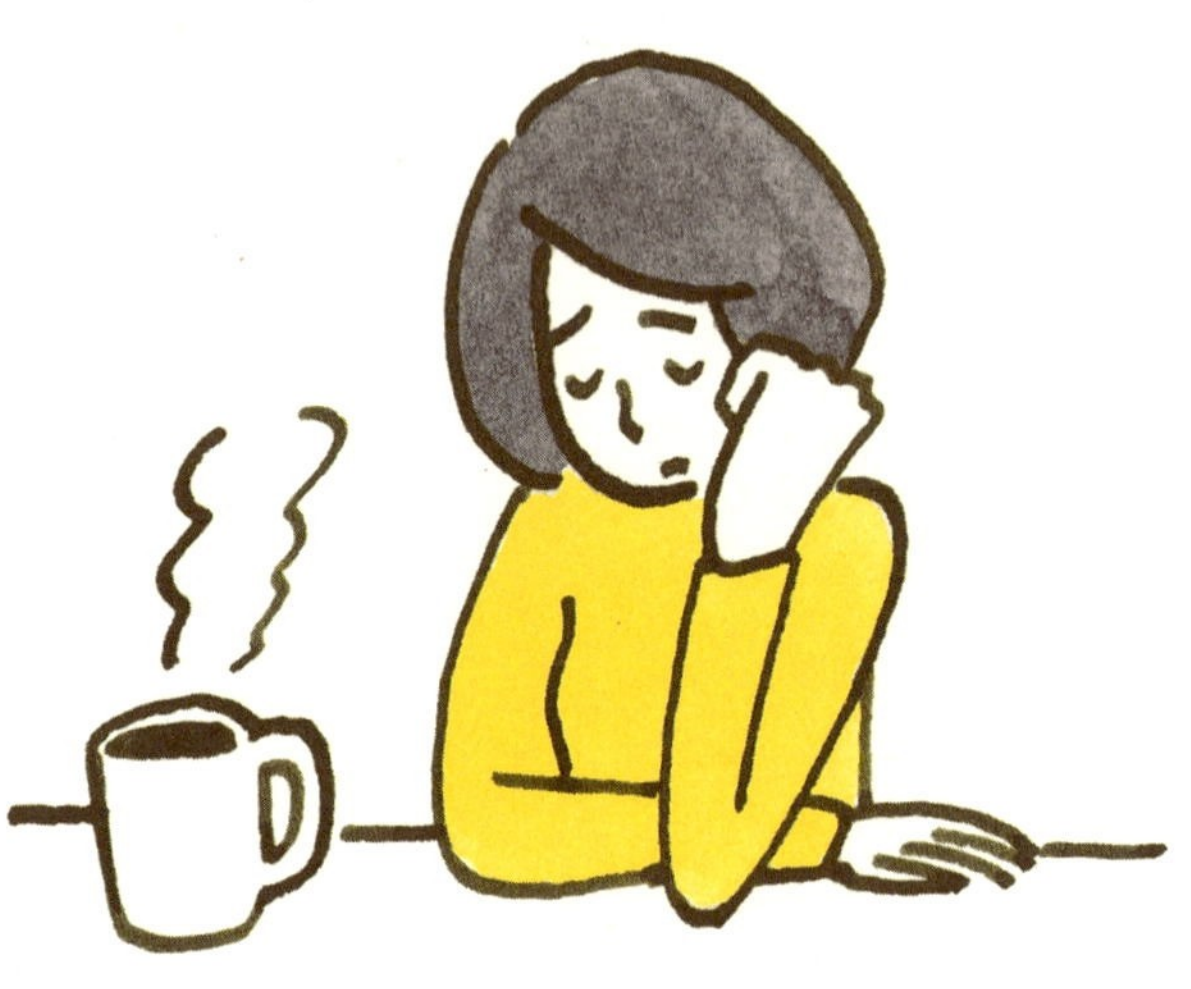

思い通りに物事が進まず落ち込む、ついネガティブに考えてしまってクヨクヨする、頭の中がモヤモヤする、憂鬱な気分が続くなど、望んでもいないのにマイナス思考から抜けだせない。そうなると負のループ状態で、何事も手につかず、ため息ばかりついてしまいますよね。これは「気」が十分に巡らないことが原因で、頭に新鮮な「気」が入らず、「血」の巡りも悪くなるため、酸欠のようになり、焦燥感や不安感にさいなまれてしまう状態です。このような状態が続くと臓器の働きも弱ってしまい、やる気も元気も出なくなってしまいます。臓器が働かなければ漢方の効果も十分に引き出せません。漢方には、どのような病もまずは薬を吸収するお腹を治さなければいけないという考え方もあります。

格朗先生のおすすめ漢方

「気」を巡らせる漢方薬に《香蘇散》があります。配合されている《蘇葉》はシソの葉のことで、シソの香りをかいでいるだけでも落ち着いてきます。「血」も巡らせるために《冠心Ⅱ号方》を併用したり、《柴胡疎肝散（湯）》という漢方薬を使うこともあります。この3種類には《香附子》という、「気」を巡らせる生薬が配合されています。また、《抑肝散》など発散するものや、不安感が強い場合は《天王補心丹》もよいと思います。《サフラン》や《大棗（ナツメ）》を、お茶に入れるのもおすすめです。

心がけたいことなど

「気」を巡らせて、頭と心をリフレッシュしましょう。「気」を巡らせるのは、深呼吸して体の中の空気を入れ替えるだけでもできます。有酸素運動をしている間は呼吸を意識しやすくなるので空気が入れ替わり、汗もかけるのでたまった「気」を発散できておすすめです。

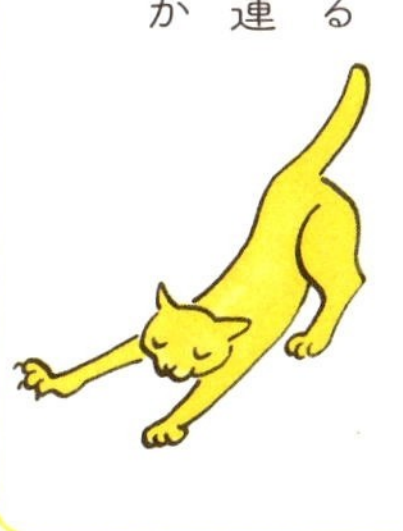

NO. 4

気疲れする

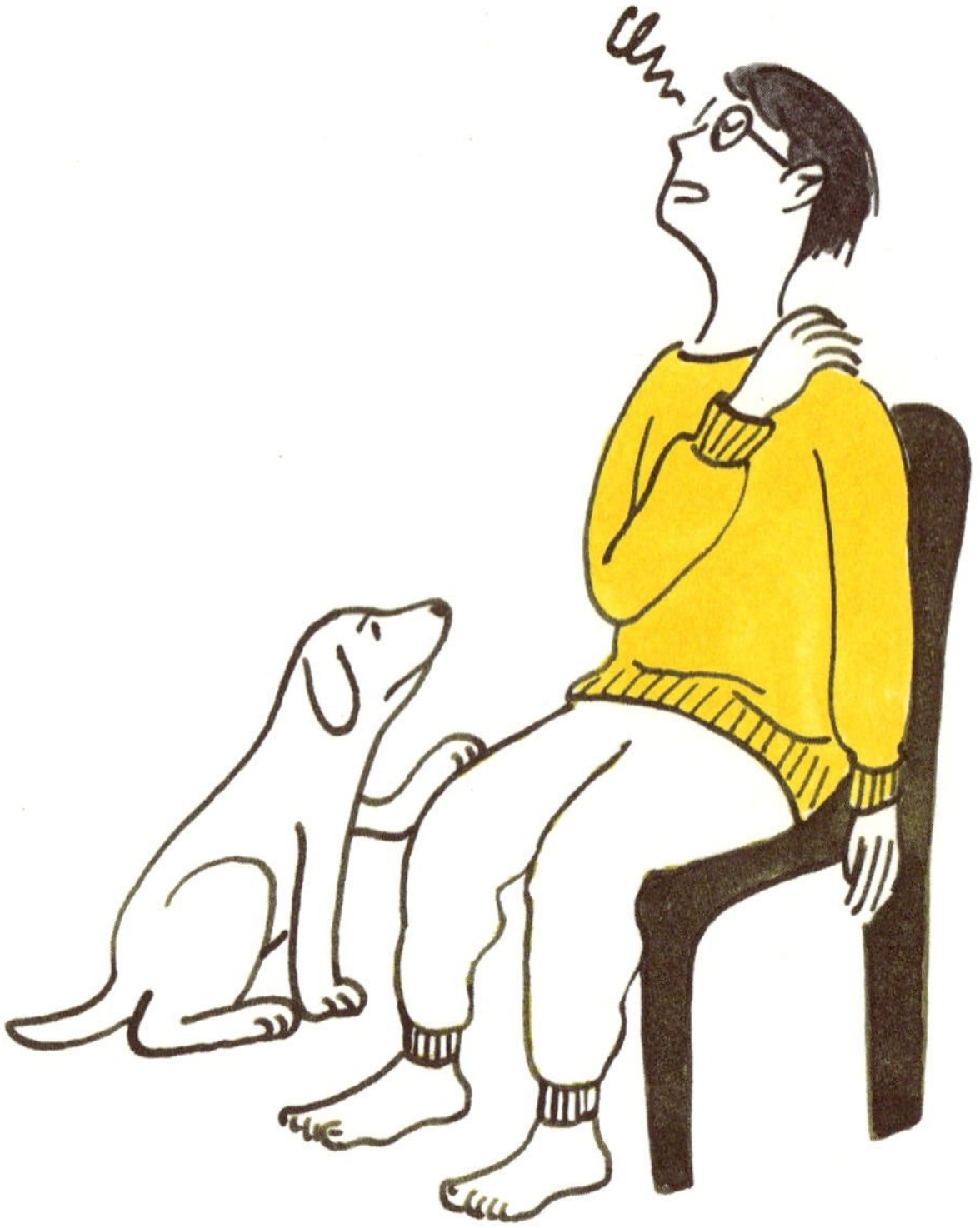

仕事や人間関係で気配りしすぎてしまう、頑張りすぎてしまう、疲れを感じやすい、講演会やセミナーなどで大きな声を出すことが多いなど……。気を配る、気を吐くときは、自分の「気」を外に出しています。全身の「気」が不足し、精神的にも「疲れた」という状態になります。さらに悪化すると、やる気が出ない、風邪を引きやすくなる、食欲がない、呼吸が浅くなる、日中に眠くなる、体が冷えるなどの不調が出てきます。さらに、食欲がわかず栄養が摂れなくなると、新しい「気」を作れず、悪化してしまいます。疲労回復に効果のある〈朝鮮人参〉や〈牛黄（ごおう）〉などの生薬が配合された栄養ドリンクもあります。ぜひ栄養ドリンクを飲むような気持ちで漢方を飲んでみてください。

格朗先生のおすすめ漢方

「気」を補う作用がある《補中益気湯》、《十全大補湯》、《六君子湯》などがおすすめです。私は仕事前や夕方くらいに、《十全大補湯》に〈鹿茸（鹿の幼角）〉を足して飲んでいます。〈鹿茸〉は動物由来の生薬で、年齢とともに衰えてくる「腎」の「気」を補ってくれます。年齢を重ねて疲れが抜けにくくなった方におすすめしています。食後に眠くなったり疲れを感じる場合も、「気」の不足が原因と考えられるので、ランチ前に《補中益気湯》や《六君子湯》を飲んでおくとよいと思います。日常的に〈朝鮮人参〉が入ったお茶を飲むのもおすすめです。

心がけたいことなど

「気」を補充するために必要なのは食事と睡眠です。栄養のある食事と、7〜8時間を目安に、睡眠をしっかりとりましょう。インスタント食品では活きた「気」を補えず、肉体疲労は回復できませんし、精神的にも満たされません。

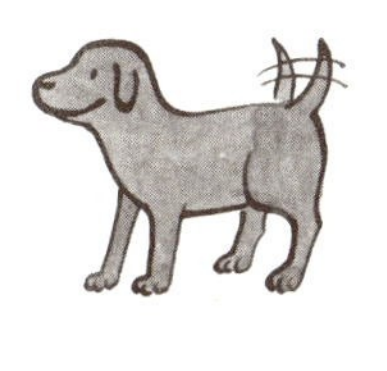

NO. 5 ビクビクする

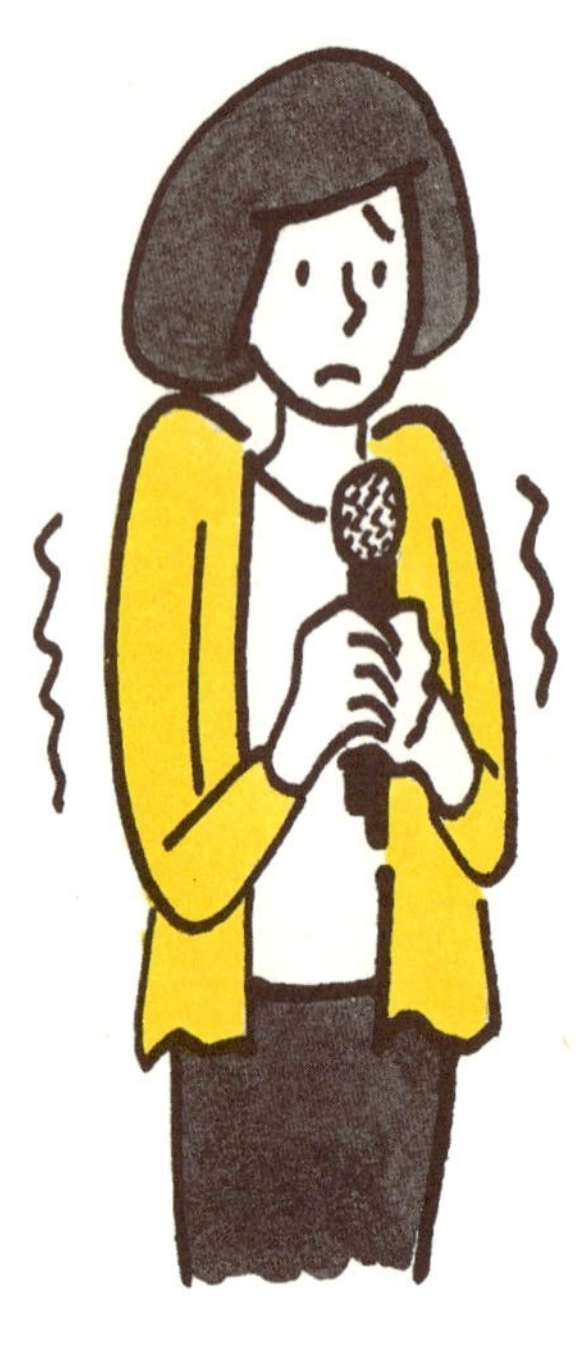

慣れない場所に行ったり人前に出たりするのが不安、初対面の人と話すのが苦手、先のことが決められないなど、何事にもビクビクしたり、怖気づいてしまうことってありますよね。これは主に「胆」（胆のう）の働きがもともと弱かったり、一時的に弱っていることが原因です。大胆不敵、胆が座る、胆力などという言葉にあるように、「胆」は度胸や決断に関わりがあります。「胆」の「気」が失調すると、精神が安らかでなくなり、ビクビクしたり、不安になります。人前でプレゼンやスピーチ、挨拶する際に実力を発揮できるように、胆力を養っておきましょう。「胆」は「肝」（肝臓）の働きに連動するので、ストレスによって「肝」の働きが失調すると「胆」にも影響が出ます。

格朗先生のおすすめ漢方

《温胆湯(うんたんとう)》という漢方薬は「胆」の字が入っている通り、「胆」を元気にし、「気」を巡らせる漢方薬です。人前に出て何かをする予定があってお悩みの場合は、1~2週間くらい前から服用しておくとよいと思います。慣れてはいるけれど心配な方は、当日だけの服用でもいいでしょう。本番の30分前くらいに服用し、緊張をほぐすために〈牛黄(ごおう)〉、〈麝香(じゃこう)〉、〈龍脳(りゅうのう)〉など、「気」をゆるめる漢方を追加するのもおすすめです。

心がけたいことなど

胆力を養うためには、普段から下腹部にぐっと力を入れることを意識し、姿勢を整えて生活しましょう。丹田(たんでん)(おへその少し下)を意識した呼吸法も効果的です。漢方の世界では「肝」で思考したり計画したことを、「胆」で決断して、実行・行動すると考えられています。

NO. 6

のどや胸がつまる、息がつまる

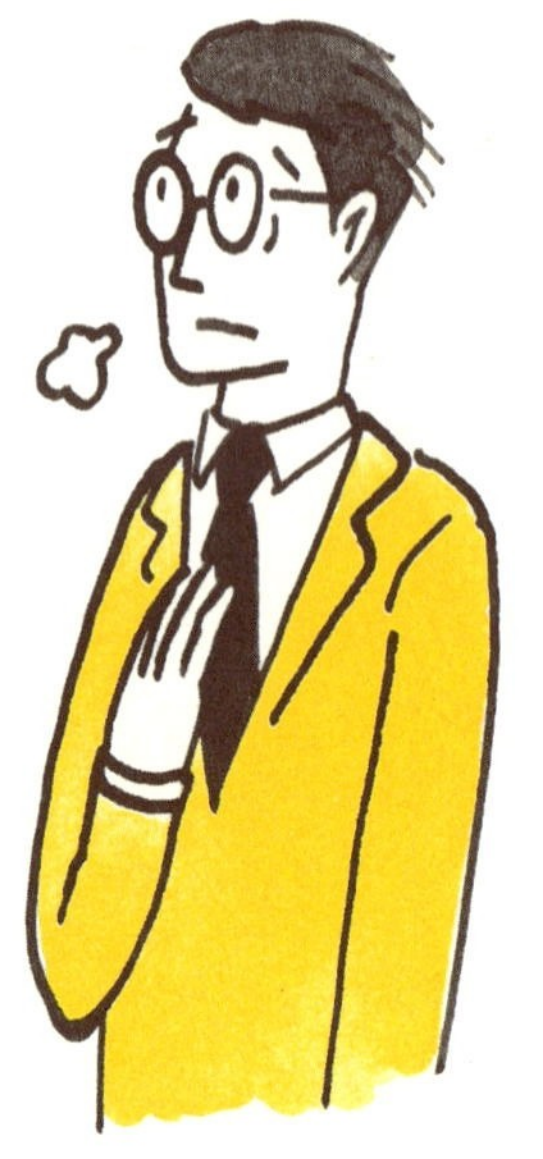

なんだか胸元やのど元がつまった感じがする、咳払いをしても異物感がとれない、と感じたことはありませんか？　病院でレントゲン検査をしても、とくに何もつまっていない。でも何かがつまっている気がする……。こういった症状について漢方の古典書では、胸元やのど元に梅干しの種が引っかかっている感じ（梅核気（ばいかくき））、炙った肉が張り付いている感じ（咽中炙臠（いんちゅうしゃれん））などと表現されています。経験したことがある人は、この表現がとてもしっくりきます。「ン、ウン！」とよく咳払いが出るのが特徴で、実際に痰がからむ場合もあります。これは「気」が逆流して、のどのあたりに停滞してつまっている状態で、ストレスや不安を抱えている方や、神経質な方がなりやすいです。

格朗先生のおすすめ漢方

「気」を正常に巡らせ、「気」を発散することが必要です。よく使う漢方薬が《半夏厚朴湯（はんげこうぼくとう）》と《柴朴湯（さいぼくとう）》です。この２つは精神面が原因の咳にも効果的です。飲み込もうとしても吐き出そうとしても、なかなかとれないのどの違和感があるときに服用すると、すっと楽になると思います。呼吸が苦しい場合は、気管支を広げるために〈牛黄（ごおう）〉や〈麝香（じゃこう）〉を加えるのもおすすめです。慢性的に症状が出る場合は続けて飲むといいですが、たまに症状が出るだけなら、症状が出たときだけ飲みましょう。

心がけたいことなど

ストレスや不安のある環境から離れることはもちろんですが、「気」を巡らせるために人と話したり、体を動かしたり、好きなマンガを読む、映画を観るなど、気晴らしになることをしてください。好きなことに集中すると気にならなくなることがあります。

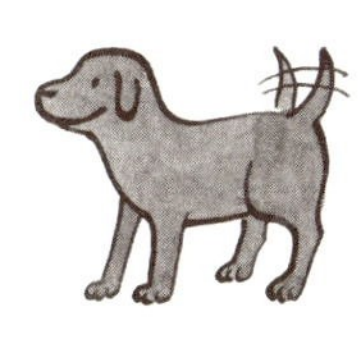

NO. 7

やる気が出ない

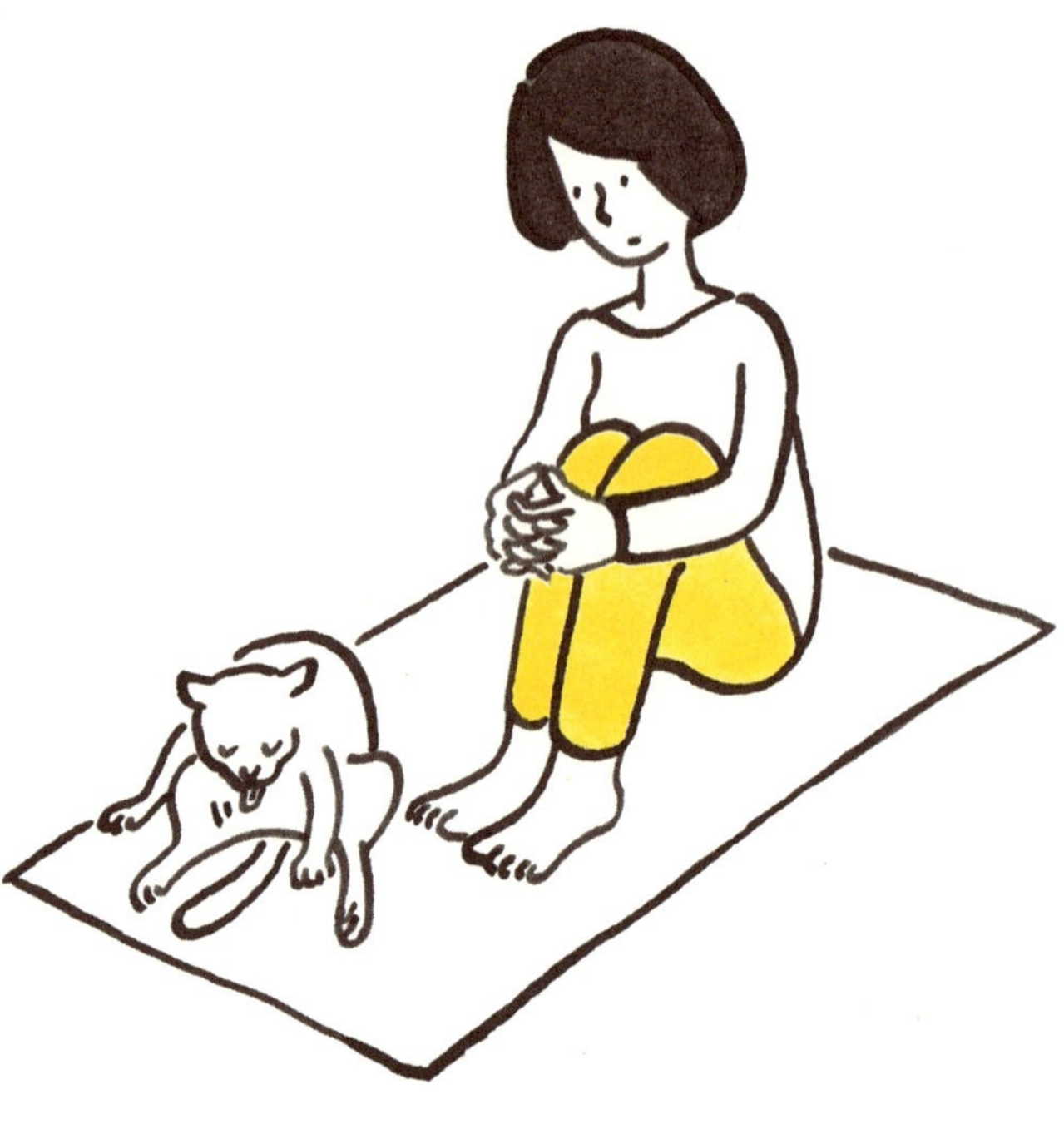

家事や仕事などやらなきゃいけないことや、語学などの勉強やジム通いなどやりたいことはあるが、なかなかやる気が出なかったり、頭ではやろうと思っても体がついてこないことってありますよね。これは栄養不足や心身の酷使によって、頭と心と体の「気」が足りなくなったり、滞ったりして、無気力に近い状態です。

私はよく、ジムに行く前は面倒だと思うことがありますが、行ってみると「スッキリした、行ってよかった」と思います。体は元気でも頭が疲れていると行きたくない衝動にかられますが、体を動かすことで頭の中のモヤモヤがスッキリします。反対に、運動してさらに疲れたときは体も疲れているので、ゆっくり休んで、回復してから再開しましょう。

格朗先生のおすすめ漢方

無気力になったり、やる気が出ないのは、まさに「気」が足りない状態です。心の疲れ、もしくは心身ともに疲れている場合は《帰脾湯（きひとう）》や《酸棗仁湯（さんそうにんとう）》。頭が疲れている場合は〈羚羊角（れいようかく）〉、〈牛黄（ごおう）〉、〈麝香（じゃこう）〉、〈サフラン〉、〈沈香（じんこう）〉。体が疲れている場合は《補中益気湯（ほちゅうえっきとう）》や《十全大補湯（じゅうぜんたいほとう）》などがおすすめです。それぞれのパターンで使い分けられます。このように、状態に合わせて使用できるところが漢方のよいところでもあり、難しいところでもあると思います。

心がけたいことなど

体の疲れをとるためには、暴飲暴食や睡眠不足など疲労につながる行動は避けましょう。頭と心の疲れをとるためには、悩みの種から物理的に距離を置くこと。心配りをしすぎる人は「気」がなくなりがちなので、ひとりになる時間を作るなどして、英気を養ってください。

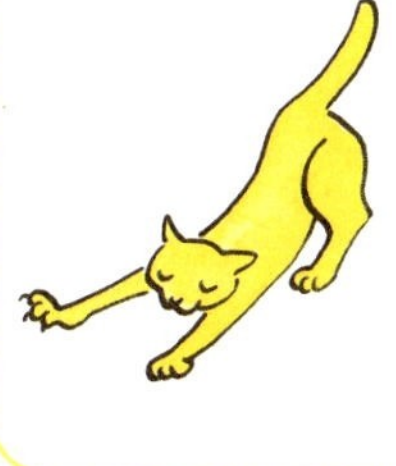

NO. 8
ショックを受ける

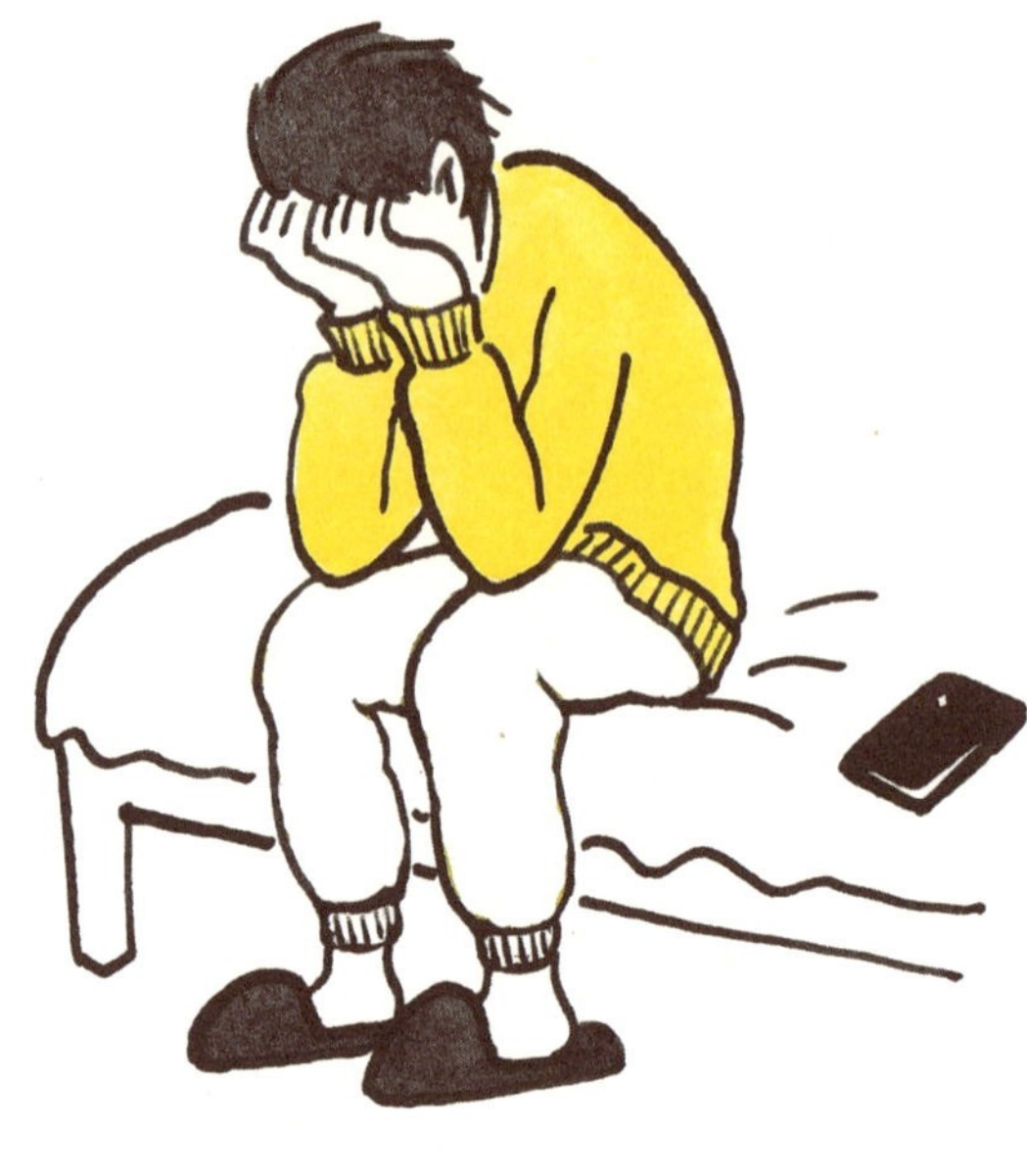

思いもよらない言動やトラブル、ショックな出来事があると、精神的にも肉体的にもダメージを受けてしまいます。気が動転し、不安感や焦燥感にさいなまれたり、無気力になったり、動悸がしたり、食欲不振になったり、眠れなくなったり、多汗になったりするなど、心や体に大きな影響が出てきます。これは心身の活動が正常に働かなくなるほどに「気」が乱れ、消耗し、精神を安定させられないことが原因です。このようなときは「気」だけでなく、「心」（心臓）や「血」にも影響が出るので、「気」、「血」、「心」（心臓）を整える漢方がよく使われます。基本的にストレスは「肝」（肝臓）で受けますが、長期間ストレスを抱えていたり、ショックを受けると、ハートにダメージが出てしまうのです。

格朗先生のおすすめ漢方

精神を安定させ、「気」と「血」を補うことで回復させていく必要があります。ショックな出来事があると、自分でも何が起こっているのか整理できないことが多く、しばらくは気が張っているから動けていても、落ち着いた頃にどっと症状が出てくることもあります。ショックな出来事のあとには自覚症状があってもなくても、《帰脾湯(きひとう)》、《加味帰脾湯(かみきひとう)》、《人参養栄湯(にんじんようえいとう)》、《甘麦大棗湯(かんばくたいそうとう)》、《天王補心丹(てんのうほしんたん)》、〈牛黄(ごおう)〉、〈麝香(じゃこう)〉などで心身のケアをしておくとよいと思います。

心がけたいことなど

安心できる環境に身を置いて、十分な休息をとりましょう。休息といっても、ただ休むことよりも、悩みの種から距離を置くことを心がけてください。ショックが大きいと時間を要する場合もありますが、焦らずに気持ちを落ち着けましょう。

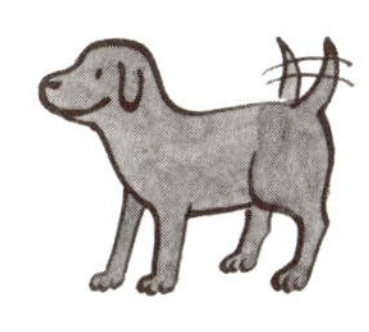

NO. 9

眠れない、眠りが浅い

疲れていても眠れない、考えごとをして眠れない、遠足やデートの前日にドキドキワクワク、緊張して眠れない……。疲れをとりたい、翌朝早く起きたいのに、眠れなかったり、眠りが浅かったり、睡眠中に何度も起きてしまったりすると、日中に眠くなったり、イライラしたり、集中力がなくなって効率が悪くなってしまいます。最近は睡眠薬に頼る方も増えていますね。肉体的に疲れていても眠れない場合は、「気」が不足しています。考えごとをしたり、緊張して眠れない場合は、「気」が頭に昇って、頭がリラックスできていない状態です。さらに睡眠不足のせいで自律神経が乱れてしまい、汗が止まらない、つねに気持ちがそぞろで落ち着かないなどの不調も出てきてしまいます。

格朗先生の おすすめ漢方

じつは不眠を改善する漢方薬にはたくさん種類があります。つまり、不眠にはさまざまなパターンがあり、それに応じた漢方があるということです。心身ともに疲れていても眠れない場合は《帰脾湯(きひとう)》、《加味帰脾湯(かみきひとう)》、《酸棗仁湯(さんそうにんとう)》。考えすぎたり興奮して眠れない場合は《抑肝散(よくかんさん)》、《抑肝散加陳皮半夏(よくかんさんかちんぴはんげ)》、《柴胡加竜骨牡蠣湯(さいこかりゅうこつぼれいとう)》、《加味逍遙散(かみしょうようさん)》。ほかにも睡眠によい漢方薬がたくさんあります。日中に飲んでも睡眠薬や風邪薬のように眠くなることはないので、眠る前だけでなく、一日分をしっかり服用するとよいと思います。

心がけたいことなど

肉体的に疲れている場合は、英気を養う食事や休息が必要です。考えごとや緊張している場合は、頭と心をゆるめることが大切なので、興奮するような場所に行くのは避けて、お酒も飲みすぎないようにして、自分なりにリラックスしましょう。

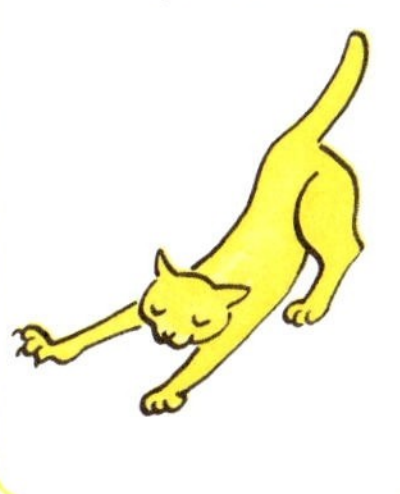

NO. 10

失恋する、人間関係がもつれる

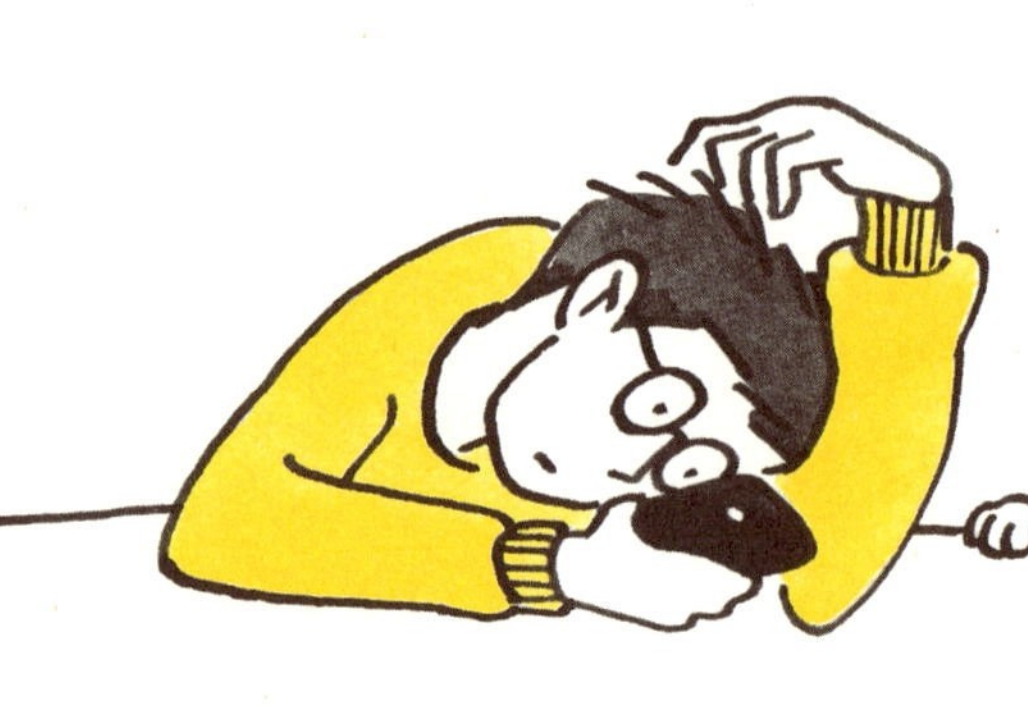

恋人や友人とのトラブル、仕事上の対人関係の失敗、身内のもめごと、急な別れ、信頼関係の崩壊など、生きていればさまざまなことが起こりますよね。振り返れば過去の話でも、そのときはまさに生き地獄です。心に穴があくようなショックな経験をすると、「気」が消えかけてしまい、さらに焦燥感にさいなまれたり、食欲不振になったり、動悸がしたり、眠れなくなるなど、さまざまな不調が出てきてしまいます。「8　ショックを受ける」（P36）と同じく、やはりハートにも影響があると思います。

私も食欲がなくなったり、落ち着かなかったり、声がかれたり、めまいがした経験があります。漢方を飲んだり、友人やメンタルトレーナーと話をすることが助けになりました。

格朗先生のおすすめ漢方

焦燥感が強い場合は《帰脾湯》、《酸棗仁湯》、《甘麦大棗湯》、《天王補心丹》などに、〈牛黄〉や〈麝香〉を併用するとよいと思います。頭で考えすぎて落ち着かない、イライラする、眠れないという場合は《抑肝散》や《加味帰脾湯》などに、こちらも〈牛黄〉や〈麝香〉を合わせるのがおすすめです。つい落ち込んでしまうようなときは、一日に何度か服用できる漢方薬もありますし、安心作用のある〈大棗（ナツメ）〉をお茶に入れて飲むなどして「気」を紛らわせましょう。

心がけたいことなど

英気を養うことがいちばんです。栄養をしっかり摂って、楽しいことをして、よく眠りましょう。とことん悩んだり考えて悶々とするのもひとつの方法ですが、人と話したり、好きな曲を大声で歌ったり、運動したり入浴して汗をかくことで、嫌な「気」を発散してください。

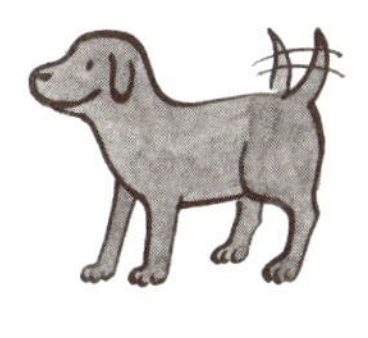

NO. 11

集中できない、気が散る

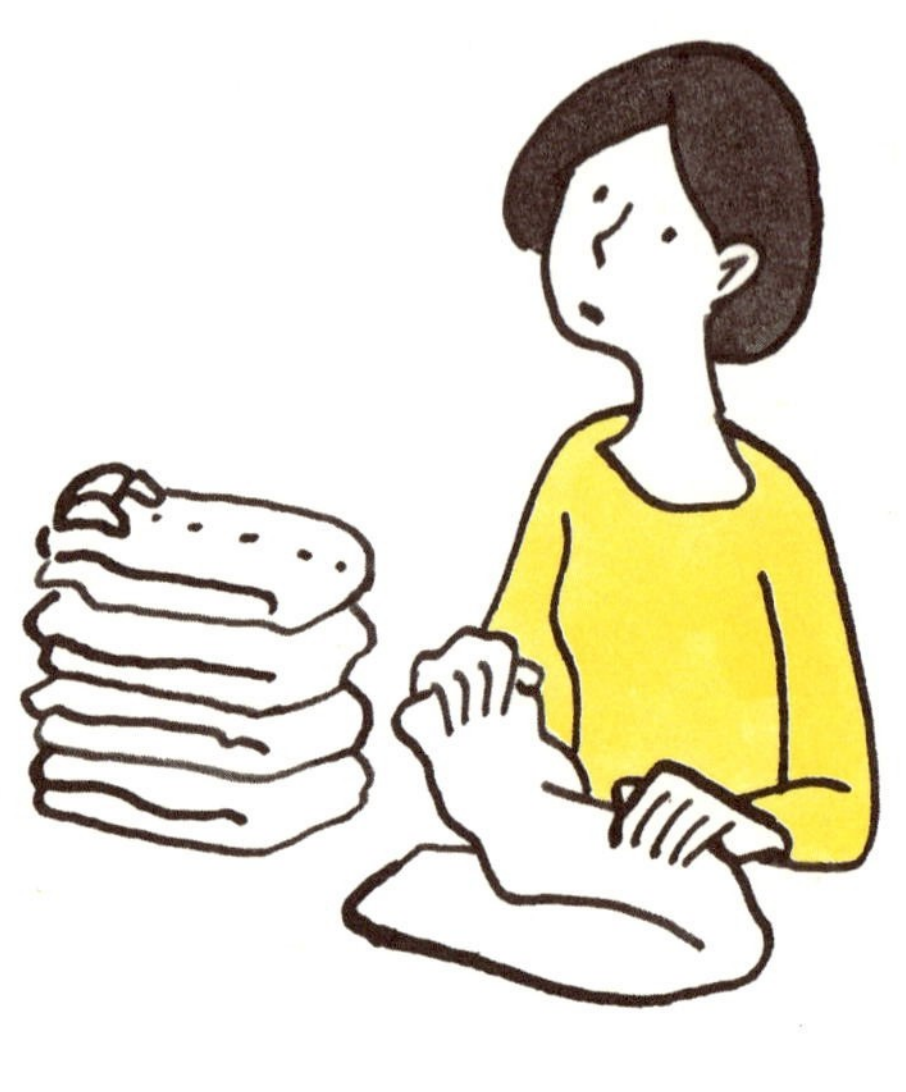

仕事や片付けるべきことがあふれ、やらなきゃいけないのに集中できない、なぜだか忙しいときほど余計なことに気をとられて違うことをはじめてしまうといった経験がある方は多いのではないでしょうか。気が散るとは、まさに「気」が乱れて散ってしまっている状態です。気もそぞろで落ち着かずにいる状態で、多感な子ども時代にもよく見られます。結局、締め切りなどに追いつめられて、睡眠時間を削るなどして片付けなければならないため、さらにストレスや負担がかかり、ますます「気」が安定しない状態になってしまいます。

私自身も、計画を立て、メリハリをつけて物事を進めるよう心がけたいものです……。

格朗先生のおすすめ漢方

頭の中を整理できずに、次から次へと違うことに興味がわいてしまう場合は《抑肝散》を飲んでみるとよいと思います。頭や気持ちをリフレッシュさせるために〈羚羊角〉、〈沈香〉、〈サフラン〉などを併用することもあります。また、なんだかだるくて面倒くさいというような場合は《補中益気湯》や《十全大補湯》で「気」を補いましょう。慢性的にだるさや疲れがある場合は〈鹿茸（鹿の幼角）〉などで「精」をつけるのもおすすめです。

心がけたいことなど

やらなくてはいけないことをひとつずつ片付けていきましょう。なかなか手が伸びない家事や仕事でも、はじめてしまえば意外とすんなり終わるものです。はじめる気が起きないというのは、頭や体が疲れている可能性もあります。リラックスして、心身を休めてください。

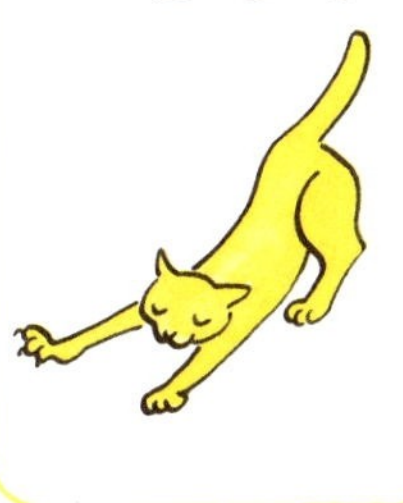

NO. 12

ため息が出る

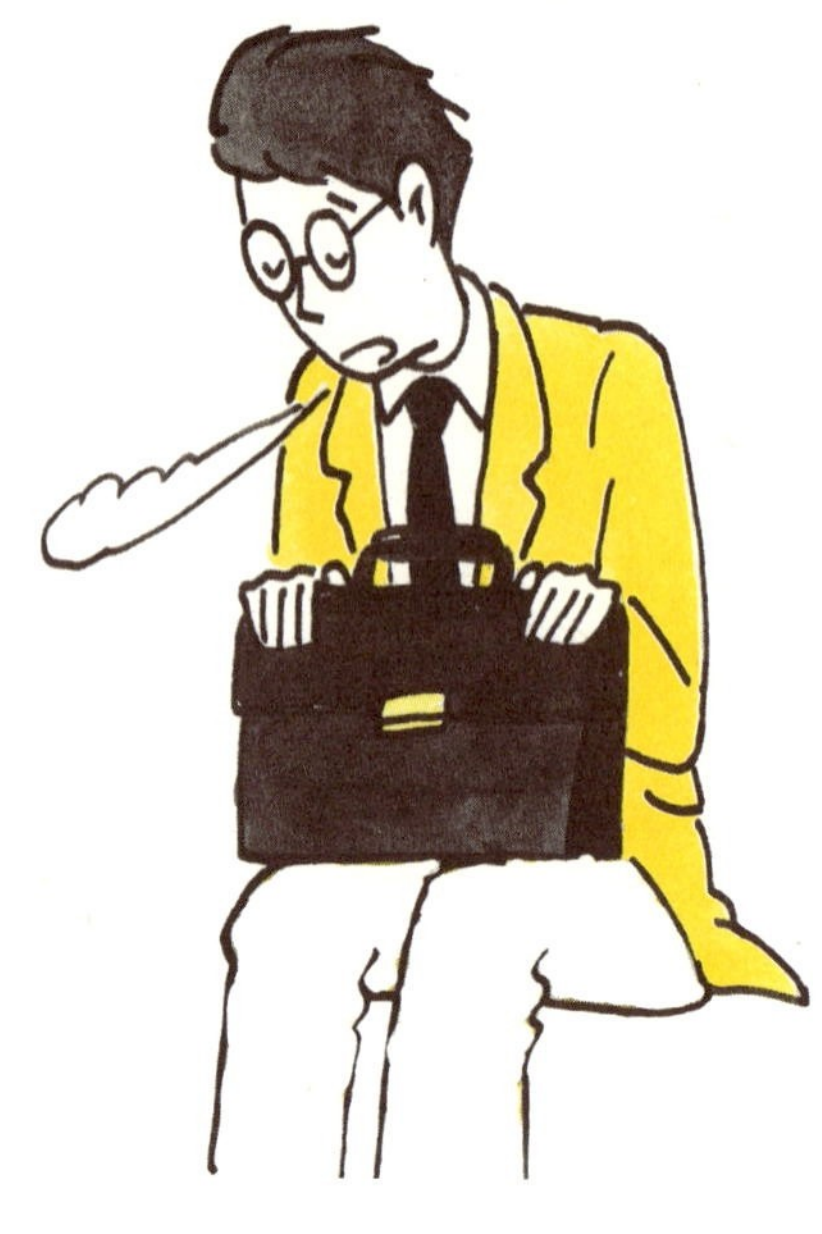

はぁー、ふぅー、など、つい大きくため息をついてしまうときってありますよね。ため息はストレスが原因で「気」が全身に停滞して息がたまり、たまった息を外へ出そうとするときに出ます。ゲップやおならをしたらスッキリすると感じる場合も、同じく「気」が停滞している可能性があります。また、疲労、倦怠感、無力感などが原因で、「気」が不足している場合もあります。そのため、ため息は「気」の状態を計るバロメーターになります。「気」が停滞したり足りなくなってしまうと、さらに食欲不振や胃痛などの不調を起こすこともあります。ため息をついたあとは、大きく息を吸い込んでいます。息を吐かなければ新しい空気を吸えないので、ため息は深呼吸を促しているともいえます。

格朗先生のおすすめ漢方

ストレスが原因の場合は、「気」を巡らせるために《香蘇散》、《四逆散》、《柴胡疎肝散（湯）》、《逍遙散》がおすすめです。疲労や倦怠感、無力感が原因の場合は、「気」を補うために《補中益気湯》や《朝鮮人参》などがおすすめです。どちらにも原因がある場合は、「気」を補って、巡らせる効果がある《柴芍六君子湯》から飲みはじめてみるとよいと思います。食欲不振や胃痛がある場合も、《柴芍六君子湯》を飲めば症状が緩和されるでしょう。

心がけたいことなど

まず深呼吸をしてみてください。また、自分がリフレッシュできる方法を探してやってみるのもよいですね。倦怠感や無力感が原因の場合は、「気」を補う必要があるので、食事や睡眠をしっかりとって、元気を取り戻しましょう。

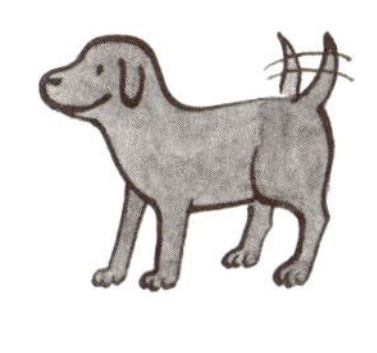

NO. 13

パニックになる

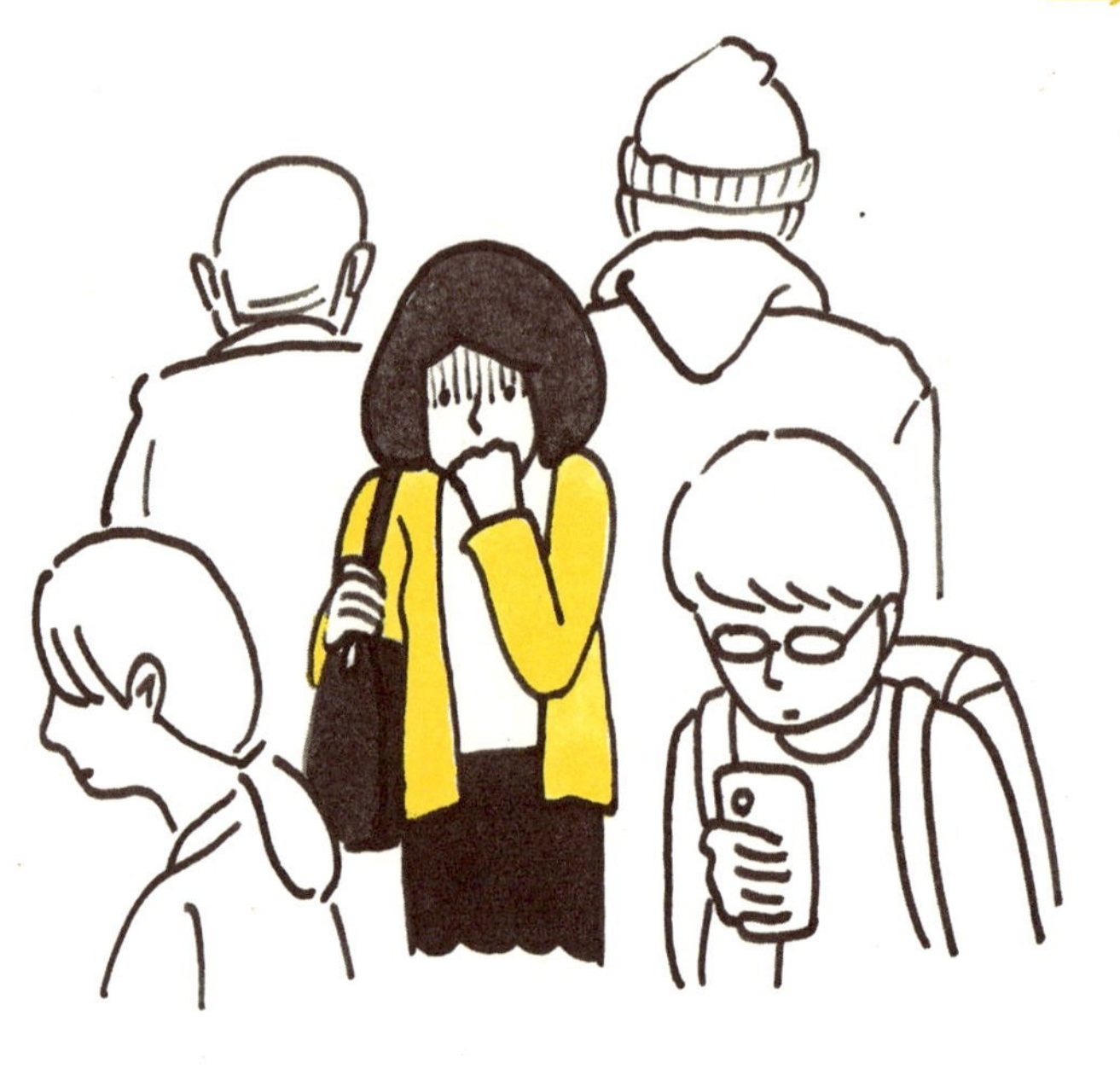

ひとつ調子が狂うとバタバタしてしまうことがありますよね。また、予期せぬ出来事に異常にあわててしまう、人混みや交通機関などで焦ったり、錯乱してしまうなど、ひどい場合は自分ではどうしようもできないほどパニックを起こしてしまうこともあります。これは、「気」が乱れたことが原因です。一瞬ならともかく、ショックが強かったり、解決されずにその環境が続くと、感情をコントロールできなくなったり、めまいや動悸がしたり、過呼吸になったりして、気が動転した状態になってしまいます。ひとりごとやうわごとを言ったり、発狂してしまう場合もあります。一度パニックになったことがきっかけで、ちょっとしたことでパニックを起こしやすい体質になってしまうこともあります。

格朗先生のおすすめ漢方

《甘麦大棗湯》という、ヒステリー発作や夜泣きにも使える漢方薬があり、「気」の乱れを鎮め、安静にすることで落ち着きます。中身は〈小麦〉〈大棗（ナツメ）〉〈甘草〉の3種類で、甘くて落ち着く味わいですし、安心して使える漢方です。また、《苓桂甘棗湯》、〈牛黄〉、〈麝香〉、〈龍脳〉などもよく効きます。動悸がひどい場合は〈蟾酥〉を使います。丸剤や塊になっている漢方なら、水やお湯がなくても口の中でかんだり溶かしながら服用できるので、バッグに入れて持ち歩き、ピンチのときに口に入れるようにしましょう。

心がけたいことなど

パニックになりそうなときは、外に出たり、自分が落ち着く場所に移動して深呼吸をしたり、息をゆっくり吐くことを意識しましょう。じつは楽しいことばかりでも、パニックに近い状態になってしまうこともあるので、活動的な方は、たまには安静な時間をつくってくださいね。

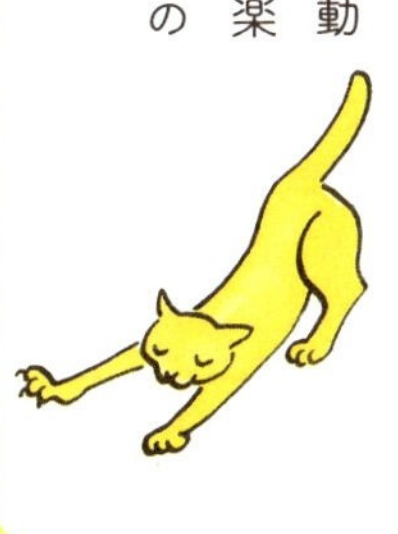

こんなご相談がありました

Case 1

疲れてイライラして、子どもにどなってしまう

6歳と4歳のお子さんをお持ちの女性（40代）が相談に来られました。ここ4年、とにかく疲れやすくて悩んでいるとのこと。午後になると寝込んでしまうこともある。イライラして、子どもが言うことを聞かないとカッとなってどなってしまい、どなったあとは必ず自己嫌悪に陥ってしまう……。

さらに、生理不順になる、生理前の生理痛がつらい（生理がはじまるとおさまる）、手足が冷える、肌荒れするなどの不調を抱えていることがわかりました。

これは、子育てを頑張りすぎているために「気」が足りなくなり、「気虚」の状態になっていると感じました。またジャンクフードをよく食べていて、食事から十分な「気」を得られていないこともわかりました。さらに、「気」が停滞しているため「気滞」の状態に、「血」の巡りが悪いため「瘀血」の状態にもなっていました。

疲れやすいことがいちばんの悩みでしたので、まずは疲れを取り去ることを第一に考えました。そのため、「気」を補う《補中益気湯》をメインの漢方として処方しました。

さらにイライラと生理不順、生理痛を改善するために《加味逍遙散》を処方しました。これで「気」を発散させ、「気」と「血」の巡りをよくします。

また、どうしてもイライラが抑えられないときのために、〈麝香〉と〈牛黄〉の入った丸剤を渡しました。これは水なしでさっと飲めるので、カッとなって子どもをどなってしまう前に飲んでいただくようにしました。

こんなご相談がありました

Case 1

さらに、足りない栄養を補給したり、体内にたまった毒素を解毒するために健康食品の「クロレラ」も飲んでいただくようお渡ししました。

これらを2週間服用してもらったところ、「元気が出てきた」「前より子どもにイライラしなくなった」と効果が現れました。いちばんの悩みが解決してきたので、これからは、生理不順や生理痛を改善するための処方をメインにすることにしました。

薬局には「産後疲れやすくなった」「子育てで疲れる」といった悩みをお持ちの方がたくさん来られます。気軽にご相談に来ていただけたらと思います。

Part2

知ればもっと効く！漢方の基礎知識

漢方には五臓五腑や「気血水」など、体と心にまつわる独自の考え方があります。複雑でちょっと難しいけれど、知っていると、日々の過ごし方や不調との付き合い方などに役立ちますよ。

1 潤すことと温めることが大切

東洋医学にはさまざまな概念があります。そのうちのひとつが「陰陽（いんよう）」。自然界の事象は「陰」と「陽」の2つからなるとする考え方です。女と男、月と太陽など、万物は相対する2つがバランスを取りながら存在しています。

体の中では「陰」は潤す力、「陽」は温める力というイメージで考えるとよいでしょう。このバランスが崩れると不調を引き起こします。ですので、私たちは問診する際、病気の原因は潤す力が足りないからなのか、温める力が足りないのかを見ます。たとえば、冷えやすい人は「陽虚（ようきょ）」（陽の力が足りない）の可能性があり、ほてりやすい、のぼせやすい人は「陰虚（いんきょ）」（陰の力が足りない）の可能性があります。

よく「体を温めましょう」と言われますが、これは現代では温める力が弱い人が多いためです。バランスを考えれば、温めることと潤すことのどちらも大切なので、潤す力が弱っている場合は潤す力を補う必要があります。ただし、これは体を冷やすのとは異

陰陽

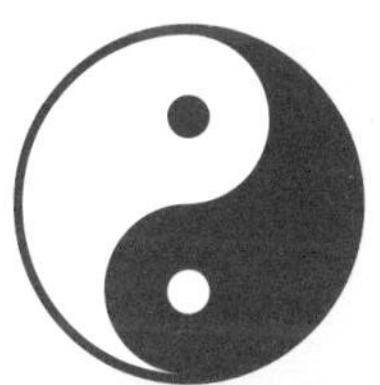

「陰陽」を示すマーク。白は「陽」を、黒は「陰」を表す。一方がなければ他方も存在せず、互いが存在することで成り立つという考え方。白の中にある黒い点と、黒の中にある白い点は、陰の中にも陽の性質はあるし、陽の中にも陰の性質はある、ということを示す。男は「陽」で女は「陰」、昼は「陽」で夜は「陰」に分けられるが、これはあくまで概念上のことであり、男性でも「陰」に傾いたり、女性でも「陽」に傾くことはある。ひとりの人間に男性ホルモンも女性ホルモンもあり、男性的な部分も女性的な部分もある。また、昼にも影があり、夜でも星が輝いている。このように、「陰陽」はとても複雑にバランスを取り合っている。

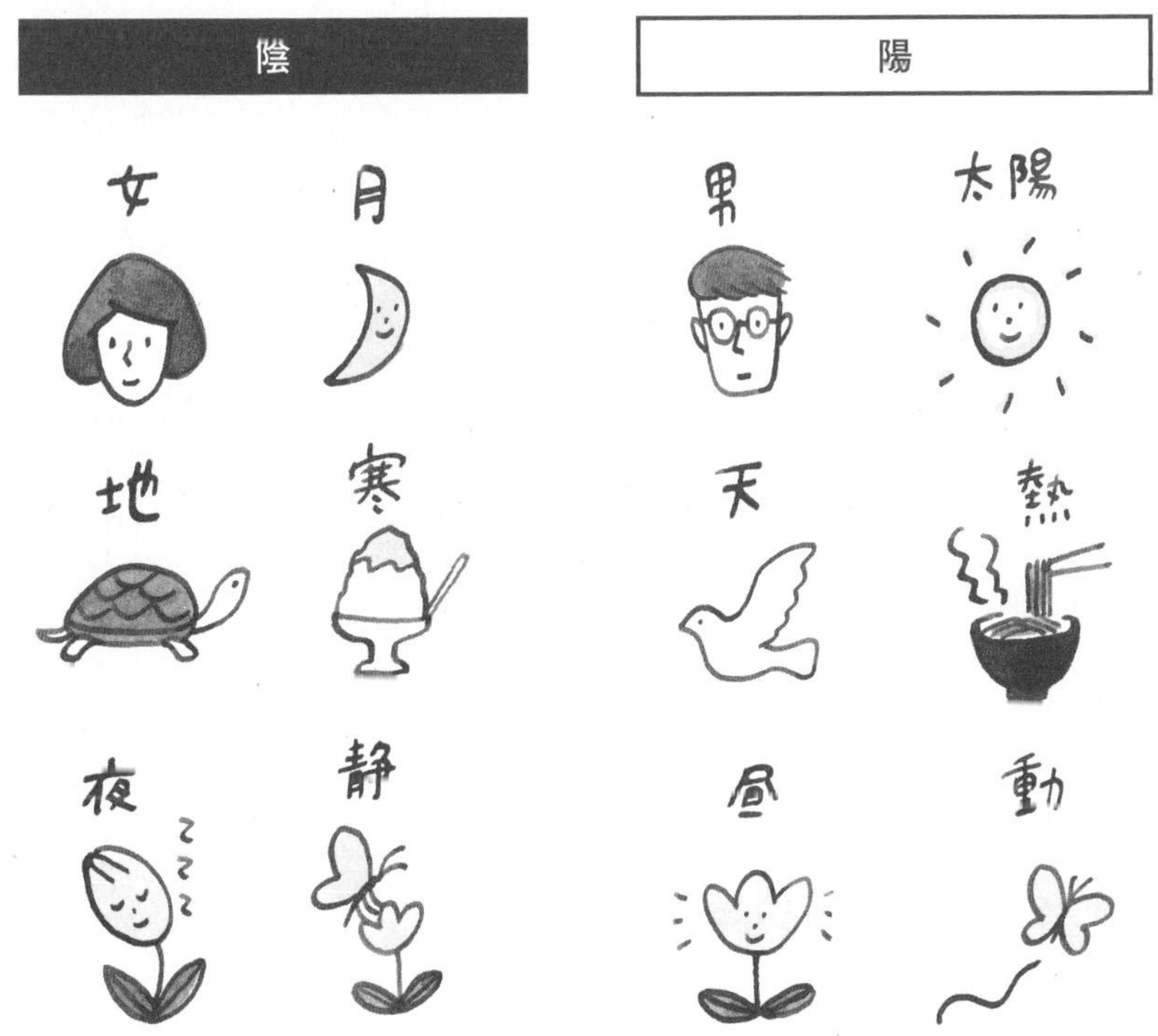

なります。車にたとえると、ずっとエンジンをかけっぱなしだと熱をもってオーバーヒートしてしまいますが、水や空気を流して、適度に冷ませば、エンジンを切らずに、継続的に熱を作り出せることと似ています。

日常生活でも「これは陰かな？　陽かな？」とか、「いま自分は陰と陽のどちらに傾いているかな？」と考えると、ちょっと面白くなりますよ。

私たちは問診の際、五臓五腑(※)の臓器がそれぞれ「陰」と「陽」のどちらに傾いているかを見ています。傾いている場合は、バランスがよくなるようにしていきます。

※本来は六腑ですが、本書では簡単に五腑でご説明します。省略するのは「三焦(さんしょう)」といわれるものです。「気」や「水」の通り道で、体の上の方（上焦）、真ん中（中焦）、下の方（下焦）の3つに分けられます。内臓や血管のような形がある器官ではありません。

体の中でとても重要な働きをしている五臓五腑についてご説明しておきます。五臓五腑の臓器は、次の通りです。

五臓：「肝」「心」「脾」「肺」「腎」

五腑：「胆」「小腸」「胃」「大腸」「膀胱」

五臓は体に必要なものを作り、ためることを担っています。五腑は食べたり飲んだりしたものを吸収して運搬し、排泄することを担っています。さらに東洋医学における五臓は、西洋医学における肝臓や心臓とは異なり、「気」「血」「水」を生成したり巡らせたり、精神活動をつかさどっています。つまり、五臓五腑は体の健康だけでなく、心の健康にも携わっているのです。

五臓五腑のそれぞれの働きは、次ページを参照してください。

五臓の働き

〈脾〉

- 飲食物の消化や吸収を管理する
- 血液が外に漏れ出るのを防ぐ
- ハリのある筋肉や丈夫な四肢を維持する
- 口や唇を健康に保つ

「気」の源となる飲食物を消化吸収し、「気」の生成に関わる。また、血管や体から血液が漏れ出るのを防ぐ。「脾」の働きが失調すると、食欲不振、倦怠感、下痢、内臓下垂などの症状や、鼻血、血便、血尿、不正出血などが起きることがある。味がわからなくなったり、口の中がネバネバしたり、唇にツヤがなくなったりする。

〈肺〉

- 呼吸する
- 「気」の生成を担う
- 水分代謝を調整する
- 皮膚や汗腺など体表面を整え、バリアする
- 鼻の働きを維持する

新鮮な「気」を取り入れ、古い「気」を吐き出して「気」を生成する。「水」や汗を外に出したり「膀胱」へ送ったりと、「水」の流れもコントロールする。「肺」の働きが失調すると、呼吸が浅くなったり、声に力がなくなったり、倦怠感が生じたり、風邪を引きやすくなる。汗が止まらない、汗が出ない、むくむ、鼻水が出るなどの症状も起こる。

〈肝〉

- 全身に「気」を巡らせる
- 消化を助ける
- 「血」を蓄える
- 腱や筋膜の働きを維持し、関節や筋肉の運動に関わる
- 目の働きを維持する

「血」を蓄え、筋肉や目を正常に働かせる。「肝」の働きが失調すると、脇腹や下腹部に張ったような痛みが出たり、ゲップやおならが増えたり、イライラしやすくなったり、寝つきが悪くなる。また、目がかすんだり、生理が遅れたり、筋肉のひきつりや手足の震えが起こる。爪が割れやすくなったりもする。

〈心〉

- 「血」を赤く変化させ、全身に循環させる
- 精神を整える
- 舌の働きを維持する

すべての精神活動の中枢で、五臓それぞれが担当している感情をまとめている。また、舌の動きや味覚を正常に保つ。「心」の働きが失調すると、動悸、息切れなどの不調が生じる。また、情緒不安定になり、焦燥感、不安感、不眠などを引き起こす。口内炎ができたり、舌が痛んだり、舌がまわらなかったりもする。

五腑の働き

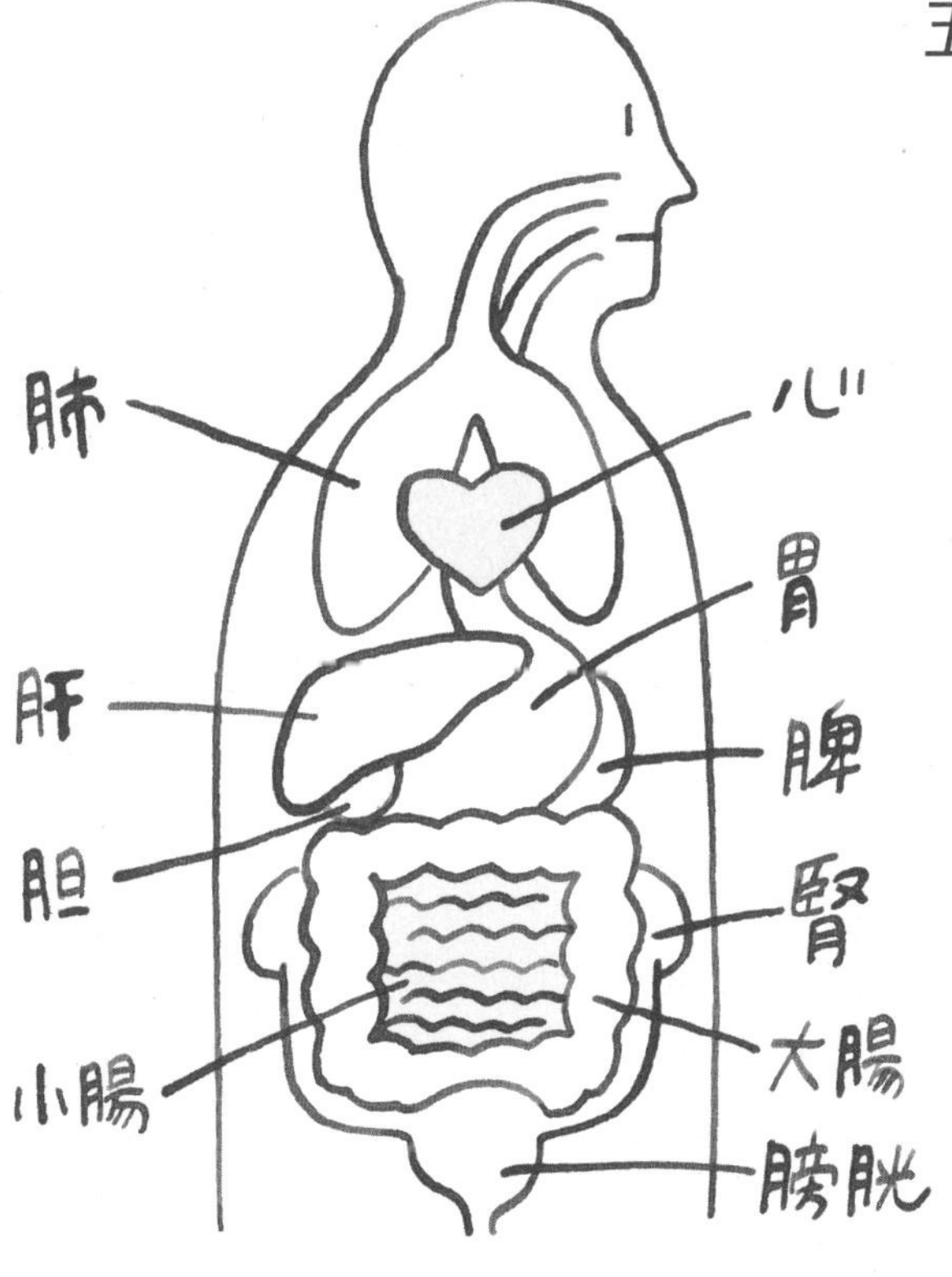

胆
- 胆汁を貯蔵する
- 決断に関わる

小腸
- 消化を進め、体に必要なものと廃棄するものに分ける
- 廃棄するものを固形物と液体に分ける

胃
- 飲食物を消化して腸へ送る

大腸
- 便を作り排泄する

膀胱
- 尿を蓄え、排出する

〈腎〉

- 成長、発育、生殖に関わっている
- 水分を尿として排出する
- 呼吸で吸い込んだ「気」を蓄える
- 髄（骨髄と脊髄）をはじめ、骨や脳を作る
- 耳の働きを維持する

排尿のほか、成長、発育、生殖に関わる。呼吸にも関わり、息を吸うことをコントロールする。「腎」の働きが失調すると、子どもの頃は足腰や歯などの発育が遅れたり、転びやすくなる。成人では、生殖能力や足腰、聴力が衰えたり、歯が抜けたり、白髪が増えたり、頻尿などの尿トラブルも起こる。また、息が深く吸えないなどの症状が出る。

2 「血」は栄養と潤いを与える

前述の通り（P10）、体を構成する要素として、「気」「血」「水（津液）」の3要素があり、とくに「気」が大切とお伝えしました。以下では「血」と「水」をご説明します。

「血」は主に飲食物と「腎」の「気」をもとに、「脾」と「心」と「腎」の働きによって作られます。「肝」で貯蔵され、血流量を調整しながら、「心」によって全身に運ばれます。「血」は全身の血管を流れながら、栄養と潤いを与えています。厳密には「血液」は「気」「血」「水」が合わさったものと定義され、「血」とは区別されています。「血」の基本的な働きは、次の通りです。

1 栄養を運ぶ。
2 潤す。
3 意識や思考を明徴に保つ。
4 感覚器官を正常に働かせる。

「血」が足りない状態を「血虚」といいます。貧血になったり、肌や髪にツヤがなくなってしまいます。漢方は、「血」を補う《当帰芍薬散》、《四物湯》、《帰脾湯》、《十全大補湯》などがおすすめです。《紫河車（プラセンタ）》、肝臓エキスなど、アミノ酸配合の栄養剤や鉄剤なども併用するとよいと思います。

「血」が滞っている状態を「瘀血」といい、目の下にクマができたり、舌や唇が紫がかった色になってしまいます。最近は男性も女性も「血虚」より「瘀血」の方が多くなっています。また、高血圧は「血虚」でも「瘀血」でも起こります。《桂枝茯苓丸》、《桃核承気湯》、《血府逐瘀湯》、《通導散》、《温経湯》、《芎帰調血飲第一加減》などの「血」を巡らせる漢方薬を使います。「血」を巡らせるためには湯船に浸かったり、運動したり、食生活を改善することも大切です。

女性で、生理がはじまる前に生理痛がつらい場合は、「瘀血」の可能性が高いです。もともと「血」が滞っているため、より「血」がたまってしまい、つらくなります。生理がはじまってからつらい場合は、「血虚」の可能性が高いです。もともと「血」が少ないため、「血」が出はじめると、より不足してつらくなってしまいます。

3 「水」の代謝に要注意

「水（津液）」は、涙、鼻水、涎、胃液など、体内の水液の総称です。血液の成分でもあります。「水」は飲食物から吸収され、「肺」によって全身に配られ、「腎」によって排出されています。「水」の基本的な働きは、次の通りです。

1 肌や目、鼻、口などの粘膜、関節や靭帯などを潤す。

2 血液の一部になる。

川の流れのように体を巡り、しっかり排出されているときはいいですが、流れが悪くなり、体に停滞すると、むくんだり、めまいを引き起こします。人は体温が37度近くあるので、「水」をそのまま放置しておくと、濁って痰や膿のように体にたまってしまいます。

水分が不足した状態を「津液不足」といい、体を潤すことができなくなってしまいます。前述の「陰虚」（P52）に近い状態です。炎天下での仕事や高熱による消耗などで、汗をかきすぎたあとなどに起こります。そのようなときは《生脈散》がおすすめです。水分の摂りすぎはよくないですが、体調や環境によって調整しましょう。

体に水分がたまった状態を「痰飲（水毒）」といいます。むくんだり、重だるさを感じたり、ひどい場合は頭痛、めまい、耳鳴りがします。最近は湿気が多い、水分を摂りすぎる、湯船に浸からずシャワーだけにする、汗をかかないなどの理由で、めまいや頭痛でお悩みの患者さんが多くなっています。また、体内に水分があるので、梅雨や雨の日など湿気の多い環境で悪化する方も多いです。《五苓散》、《苓桂朮甘湯》、《防已黄耆湯》、《半夏白朮天麻湯》《六味丸》、《八味丸》などの漢方薬が使われます。水分の摂取量に気をつけて、水分をため込まないようにしましょう。

一日に摂取する水分量の目安は2.5ℓまでです。コーヒーやお茶、味噌汁、フルーツ、野菜の水分などすべてを含みます。健康なら2.5ℓ分排出できますが、運動をせず、汗をかかない生活をしていると排出できません。そのため、むくみ、めまい、下痢などの悩みがある患者さんには1～1.5ℓくらいの量をすすめています。水分を摂りすぎかもしれないと思ったら、摂取量を意識してみてはいかがでしょうか。

4

「気」と「血」と「水」のバランスが大切

「気」「血」「水」のバランスがよく、プラスマイナス・ゼロのときが健康な状態です。これは心と体の両方にとても大切なことです。足りなくなったり、滞ったりすると、さまざまな不調を引き起こします。この不調は大きく7タイプに分けられます。ひとつとは限らず、同時に複数のタイプになることもあります。「気」「血」「水」のいずれかが足りないときは補い、滞って流れが悪いときは巡らせなければいけません。

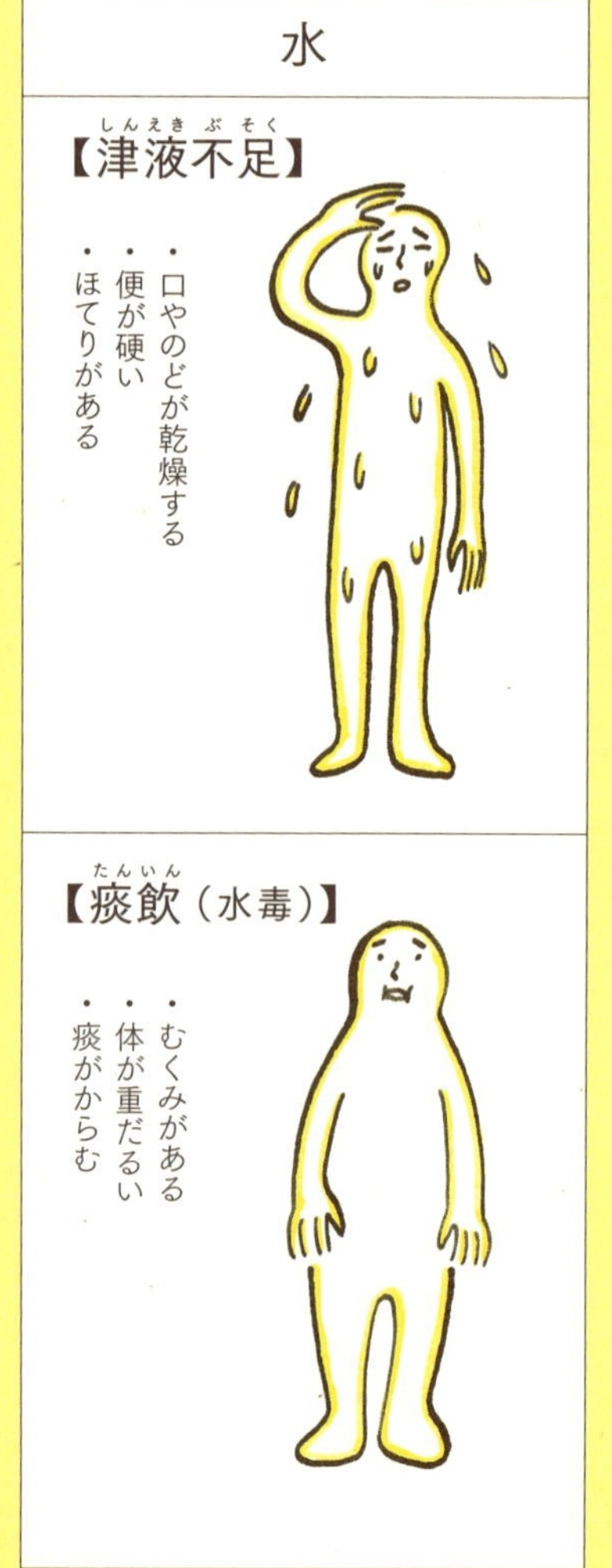

「気」「血」「水」不調の７タイプ

	気	血
虚 ↓ 不足している	**【気虚（ききょ）】** ・疲れやすい ・元気や気力がない ・食欲がない ・風邪を引きやすい	**【血虚（けっきょ）】** ・肌や髪にツヤがない ・貧血になる
実 ↓ 滞っている・逆流する	**【気滞（きたい）】** ・ゲップやおならが出る ・お腹が張る ・ストレスが多い **【気逆（きぎゃく）】** ・咳が出る ・のどがつまる ・ゲップやしゃっくりが出る ・ストレスが多い	**【瘀血（おけつ）／血瘀（けつお）】** ・唇や皮膚が紫がかった色をしている ・静脈瘤がある ・アザができやすい

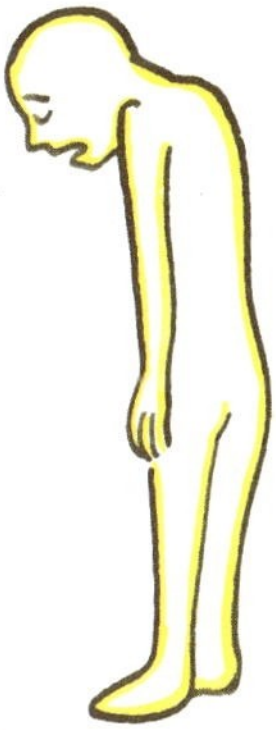

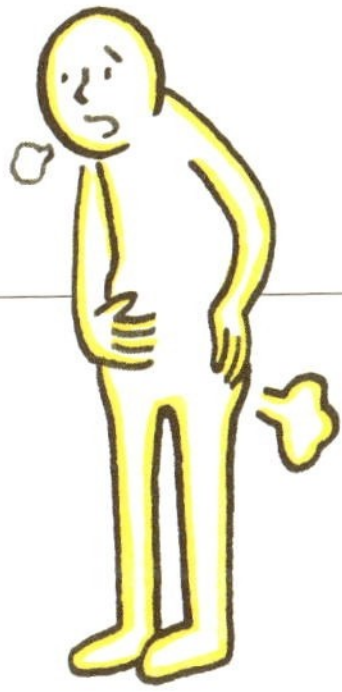

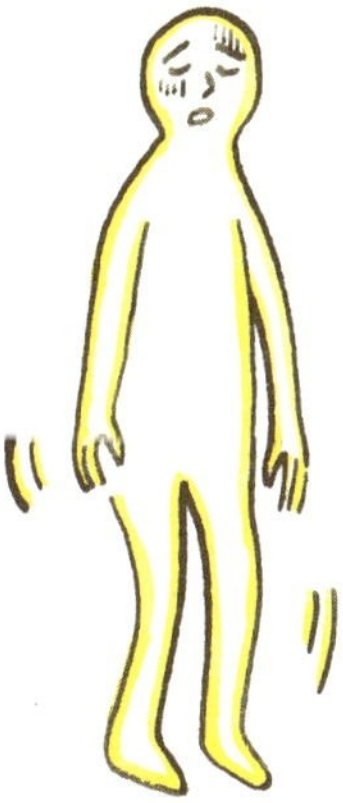

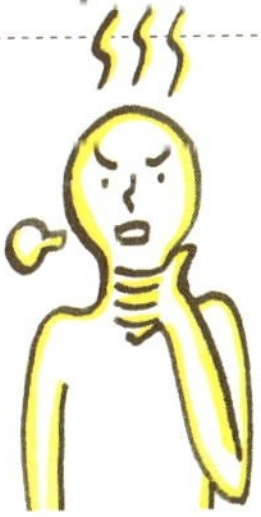

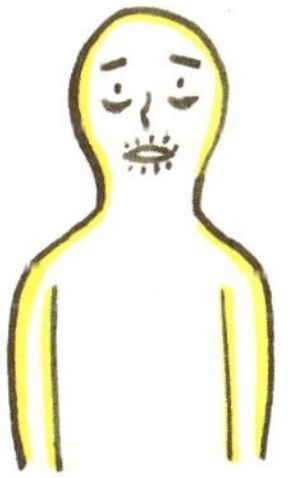

5 五臓五腑は相互関係にある

東洋医学には、自然界を木・火・土・金・水の5つに分ける「五行説」というものがあります。この5つは、相生（そうじょう）関係と相克（そうこく）関係でお互いに作用し合っています。相生関係は相手を生かす（育てる、促進する）関係で、相克関係は相手を抑える（抑制する、弱める）関係です。

五臓五腑もこの5つに分類されます。「肝」と「胆」は木、「心」と「小腸」は火、「脾」と「胃」は土、「肺」と「大腸」は金、「腎」と「膀胱」は水です。

たとえば木は土の養分を吸いとるように、「肝」が過剰に働くと、相克関係にある「脾」の調子が悪くなってしまいます。一方で木が燃えて火を生むように、「肝」がきちんと働いていると、相生関係にある「心」の働きを助けます。このようにそれぞれがじゃんけんのように影響し合って成り立っています。

また、「怒」、「喜」、「思」、「憂／悲」、「恐／驚」の5つの感情も木・火・土・金・水

五行の図

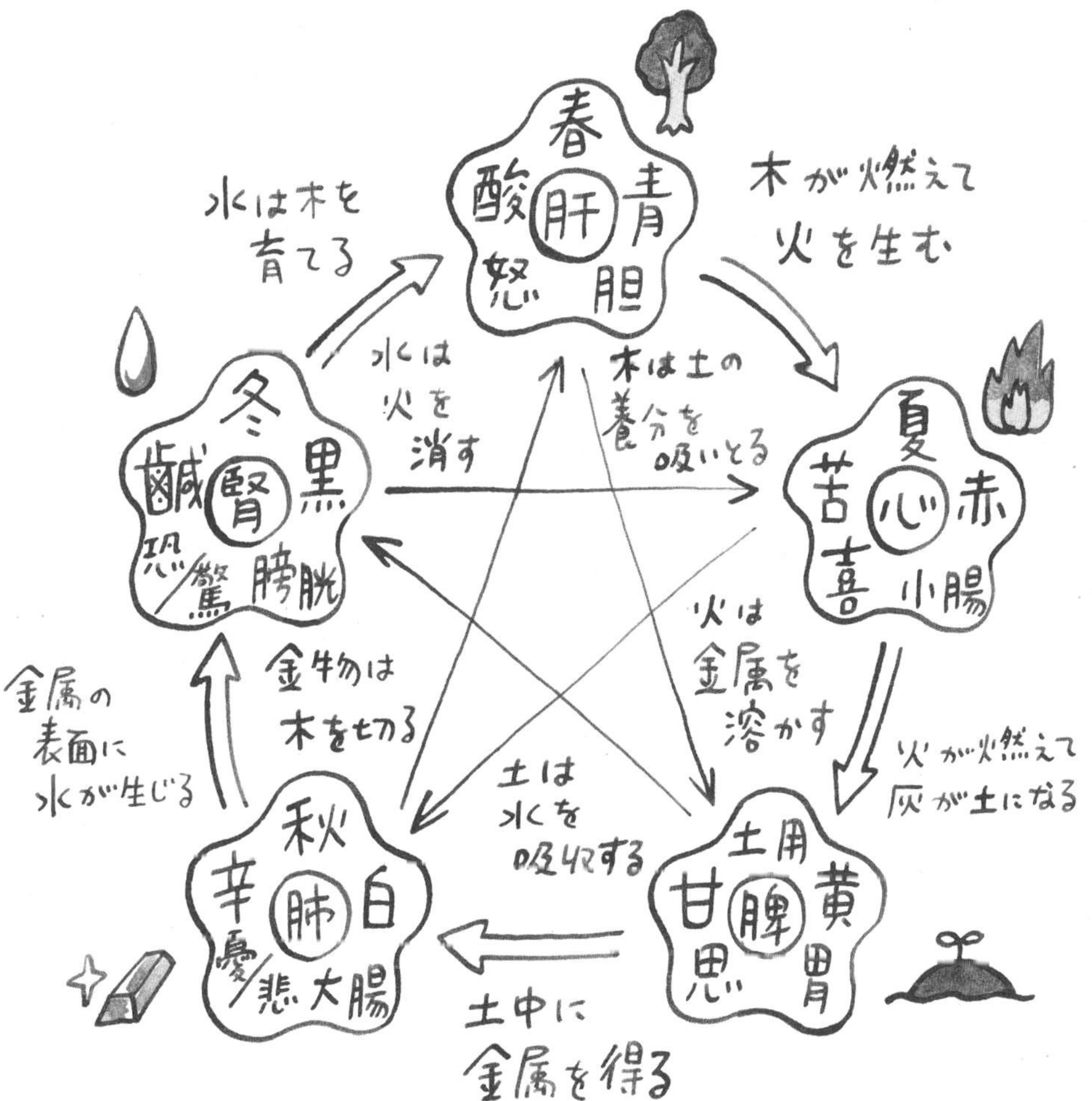

相生関係
相克関係
春
酸
肝
青
怒
胆
夏
苦
心
赤
喜
小腸
土用
甘
脾
黄
思
胃
秋
辛
肺
白
憂/悲
大腸
冬
鹹
腎
黒
恐/驚
膀胱
木が燃えて
火を生む
火が燃えて
灰が土になる
土中に
金属を得る
金属の
表面に
水が生じる
水は木を
育てる
水は
火を
消す
木は土の
養分を
吸いとる
火は
金属を
溶かす
土は
水を
吸収する
金物は
木を切る

の5つに分類されています。考えすぎると胃が痛くなったり、恐怖によってトイレが近くなったりすることがありますよね。「怒」、「喜」、「思」、「憂／悲」、「恐／驚」の感情が過剰になると、五臓五腑に影響を及ぼしてしまいます。

たとえば「肝」にはストレスをためないように感情をコントロールする働きがあります。しかし普段から怒っていると、ストレスをコントロールできなくなって、「肝」が正常に働かなくなってしまいます。逆に、「肝」や「胆」が正常に働かなくなると怒りやすくなります。そこで私たちは、感情もひとつのキーとして考えています。たとえば患者さんがストレスを感じていたら「肝」や「胆」、喜びすぎてテンションが高いなら、「心」や「小腸」、考えこみやすかったら「脾」や「胃」、悲しみやすいなら「肺」や「大腸」、怖がったり驚きやすいなら「腎」や「膀胱」が正常に働いていないのかな、と考えて、心と体の不調を解決していきます。

感情をうまく利用して体調をコントロールしていた例があります。

先日、シンガーソングライターの方にお話を聞く機会がありました。舞台上ではつねに楽しく、「喜」びを爆発させて歌っており、観客も一体となって盛り上がります。夜の出演が続くと食事や就寝時間が遅くなり、体に負担をかけてしまうそうですが、不調はないとのこと。じつはその方はサスペンスドラマをよく観るそうで、日常的に驚きや恐れの感情を欲していました。舞台での「喜」びすぎの感情を、サスペンスドラマでの「驚」きや「恐」れの感情で抑えることで、心と体のバランスをとっていたのです。何気なく好きで観ているサスペンスドラマが、じつは自身のメンテナンスに役立っていたということです。

これはたまたまうまくいった例ですが、このように感情で体調をコントロールできたらいいですよね。

ちなみに東洋医学では、季節、味、色なども5つに分けられています。「苦」は「心」と同じ火のグループのため、「苦」いものは「心」の働きをよくしてくれる。「黒」は「腎」と同じ水のグループのため、服や家具など「黒」ばかり選ぶときは「腎」が弱っている可能性があるなど、まるで占いのようですよね。

五行は人間関係にも関わりがある!?

占いの九星気学によれば、人間も生年月日から五行説の木・火・土・金・水に分かれ、それぞれの性格や関係性を知ることができます。たとえば私は「火」のタイプで、このタイプの性格は明るく、燃えているので、目立ったり、相手の影まで光をあてて見えてしまいます。杉本薬局で一緒に働いている弟は「金」のタイプで、“火は金属を溶かす”という関係性なので、弟からすると私は距離を保ちたい存在です。父と姉は「水」のタイプで、“水は火を消す”という関係性なので、私は父や姉に対しては警戒します。家族や同僚などで調べてみると、別の視点から人間関係が見られて面白いです。九星気学の専門家に相談すると、運気のよい年や方角、気をつけたほうがよいことなど、詳しく知ることができます。

Case 2

こんなご相談がありました

お酒でストレスを解消してしまう

男性（40代）が、少し疲れた様子で相談に来られました。仕事がとても忙しくて、疲れがたまってイライラしてくると、ストレス解消のためについお酒を飲みすぎてしまう。翌日にお酒が残って体調が悪いこともあるので悩んでいるということでした。

そのほかにも、つねに不安感があり、つい考え込みやすくなってしまう。ガスがたまりやすく、おならやゲップが出る（出ると体が少し楽になる）。お風呂に入ると短い時間でものぼせたようになってしまうため、ゆっくり浸かれない。のどが渇きやすい。眠りに入ったと思ってもすぐに目覚めてしまう……。ほかにも多くの不調を抱えています。

これは、精神的にも肉体的にも「肝」に負担をかけすぎて、「気」が十分に巡らずに停滞してしまい、「気滞」の状態（ガスがたまっている）になっていると考えられました。また、のぼせやすい、考えすぎるなど、頭をクールダウンできない状態になっていました。「気」を巡らせつつ、頭の余計な熱を冷ましてあげなければいけません。

まずはストレスを取り除き、考え込みやすいところを改善するために、「気」を発散し、「気」の巡りをよくする必要がありました。そこで《抑肝散》を処方しました。イライラを抑え、眠りやすくなる漢方薬です。

また、より効果的に頭の熱を冷ますために、〈羚羊角〉と〈牛黄〉が入った漢方薬を処方しました。〈牛黄〉は肝臓にもよい働きがあります。

これらを2週間服用してもらったところ、「気分が落ち着き、眠れるようになってきた」「翌朝までお酒が残らなくなった」とのこと。イライラすることが少なくなってきたため、お酒の量も少しずつ減ってきました。

この方のように、ストレスが原因で睡眠不足などに悩んでしまうケースもあります。ストレスを発散させるために、漢方の力を少し借りてみるのも手ですよ。

Part 3

不調のときだけじゃない！
シチュエーション別の服用術

デート前に肌を整えたい、二日酔いを予防したい、恋人とケンカしそう。そんなときも漢方を試してみてはいかがでしょうか？困ったとき、漢方があなたを守ってくれます。

デートに行くとき

デートやパーティーのほか、人前で挨拶するときなどは、女性も男性も肌や髪の毛などの外見のケアと、当日体調不良にならないように体のケアをしておきたいものですよね。そんなとき、当日までにできる漢方ケアがあります。

美容関係の雑誌やテレビで、「プラセンタ」という言葉を目にしたり耳にすることがあると思います。知っている方も多いと思いますが、プラセンタは胎盤のことです。胎盤は、動物が産後に栄養補給のために自分のものを食すこともあるほど栄養があります。じつは漢方の世界でも胎盤が〈紫河車（しかしゃ）〉という名で使われてきました。「気」と「血」と「精」を補うものとされており、アンチエイジングに最適です。プラセンタはアミノ酸、タンパク質、ミネラル、ビタミンが豊富なので、肌や髪の毛、爪によく、「滋養強壮＋美容」の目的で使えば、うまくいくこと間違いなしです。

同じく「滋養強壮＋美容」に効果のある漢方薬に《瓊玉膏（けいぎょくこう）》というものもあります。ペースト状なので、スプーンにのせてそのまま舐（な）めるか、お湯に薄めて服用します。アンチエイジングのためにプラセンタと合わせて普段から服用したり、遅くともデートや大切な日の1～2週間前から、飲んでおくとよいと思います。

五行説によれば、髪の毛は「腎」、肌は「大腸」に関わりがあります。「腎」によい《瓊玉膏》や〈鹿茸（鹿の幼角）〉を飲んで、便秘がちの方は腸内環境を整え、便通をよくしておきましょう。漢方の胃腸薬と整腸薬は種類がたくさんありすぎて全部は書き出せませんが、解毒しながら皮膚疾患を治す漢方薬として、《清上防風湯》、《荊芥連翹湯》、《柴胡清肝湯》などがあります。

知っておくと便利！

万能な漢方をPick Up

すぐに効く元気玉

牛黄

牛の胆石を細かく砕いた生薬。粉末やカプセル、錠剤、ハチミツで固めたものがある。疲れているときに服用すれば元気が出るし、興奮しているときは落ち着かせることができる。比較的、即効性もある。牛黄が入った《清心丸》は〈朝鮮人参〉や〈羚羊角〉が配合された丸剤で、金箔コーティング！

・イベントやフェスに行くとき（P.74）
・満員電車に乗る前（P.75）
・旅行や出張に行くとき（P.76）
・深夜に仕事をするとき（P.80）
・謝罪する前（P.83）
・プレゼンする前（P.83）
・インフルエンザ予防に（P.85）
・二日酔いを予防したいとき（P.86）
・リラックスしたいとき（P.88）
・恋人とケンカしそうなとき（P.89）
・月曜日の憂鬱を吹き飛ばしたいとき（週末漢方）（P.94）

イベントやフェスに行くとき

イベントや音楽フェスに行ったり、キャンプをしたりすると、踊り疲れる、昼は炎天下で暑くなる、夜は冷える、食べすぎる、飲みすぎるなどの問題が起きてくることがあります。イベントを思う存分楽しむために、漢方は欠かせません。

音楽イベントでは、踊りながら楽しむときと、ゆっくり腰を据えて楽しむときがあると思いますが、どちらの場合もよい音を聴くために、耳の状態を整えましょう。五行説では、耳は「腎」と関連しているので、「腎」の「気」を補っておくと、耳にもよい影響があります。ですので、《六味丸》、《八味丸》、《牛車腎気丸》、〈鹿茸（鹿の幼角）〉などの「腎」によい漢方を飲んでおくと、耳をよい状態に保てます。また、〈牛黄〉には体の9つの穴を開く作用があるといわれていますが、そのうちの2つが両耳の穴です。これでまず音を聴く準備はバッチリです。〈牛黄〉には余計な熱をとり、肝臓を保護する作用もあるので、炎天下でのアルコール摂取前後にも適しています。

なお、イベントやフェスでは魅力的なお店や料理がたくさんあり、こちらも楽しみのひとつです。前もって胃腸と肝臓のケアをしておきましょう。〈熊胆（熊の胆汁）〉が入っている漢方の胃腸薬は、胃腸と肝臓によく、脂っこい食べ物の消化にも適しているのでおすすめです。私がフェスに行くときは必ず、〈牛黄〉と〈鹿茸〉と〈熊胆〉をポケットに忍ばせています。

キャンプをしたり、夜に冷えこむ地域でのイベントでは、寒さ対策に《葛根湯》、疲労回復に《補中益気湯》や《十全大補湯》を煮出してアツアツにして、お茶がわりに飲むのもおすすめです。

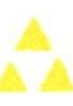

満員電車に乗る前

ときには殺伐としていたり、変な姿勢を強いられたり、満員電車は乗っているだけでもイライラして心身にストレスがかかってしまいます。

満員電車では水を飲めないので、気持ちをおだやかにする《抑肝散》、《柴胡疎肝散(湯)》、《逍遙散》などを乗る前に飲むとよいでしょう。口の中で溶かしたり唾液で飲み込める〈麝香〉や〈牛黄〉の入った漢方薬を鞄に入れておくのもよいと思います。窮屈ななかでも、気持ちをスッキリさせ、イライラを軽減してくれます。

旅行や出張に行くとき

長距離移動による疲労や慣れない気候、飲食物の違い、時差などに悩まされ、せっかくの旅行が楽しめなかったり、出張時に体調を崩してしまったら困りますよね。

長時間の移動では同じ姿勢が続き、血液の循環が悪くなる傾向があり、エコノミークラス症候群に気をつけなければなりません。出発前に《桂枝茯苓丸》、《冠心Ⅱ号方》、《芎帰調血飲第一加減》など、血流をよくする漢方薬を服用するのがおすすめです。

旅先での疲れには〈朝鮮人参〉と〈牛黄〉が便利です。〈朝鮮人参〉は「気」を補います。〈牛黄〉には心臓の働きを助ける効果があり、疲労回復が期待できるほか、鎮静作用もあるので、よい睡眠を導いてくれるでしょう。また、熱が出たり、お酒を飲みすぎてしまったり、トラブルが起きて精神的なショックや動悸などが起きた場合にも使えるので、いわば保険として持って行くとよいと思います。

気候や飲食物は土地によってさまざまですが、寒さ、暑さ、乾燥、湿気など現地の気候に合わせて漢方薬を選ぶとよいと思います。寒いところなら、〈生姜〉や〈桂枝（シナモン）〉の入った《桂枝湯》や《葛根湯》。暑いところなら、夏バテにも使える《生脈散》や〈牛黄〉、乾燥しているところでは、気管支や皮膚を潤すために《麦門冬湯》や〈亀板（亀の甲羅）〉の入った漢方薬。湿気の多いところでは、湿気を体外に出せるように、《五苓散》、《防已黄耆湯》、《苓桂朮甘湯》などを使うとよいと思います。ちなみに私は出かけるときに、比較的さまざまな症状に万能な〈牛黄〉が配合された漢方薬をお守りがわりにしています。

＼知っておくと便利！／

万能な漢方をPick Up

香りにリラックス効果あり

麝香

原料はジャコウジカの雄の麝香嚢（へそと生殖器の間にある）から出る分泌物。「気」の巡りをよくする特効薬。甘い香りで、シャネルの５番などの香水にも使われている。香りをかぐことで、心が落ち着いてリラックスできるので、ぜひ試してみて！

・満員電車に乗る前（P.75）
・謝罪する前（P.83）
・プレゼンする前（P.83）
・リラックスしたいとき（P.88）
・恋人とケンカしそうなとき（P.89）
・月曜日の憂鬱を吹き飛ばしたいとき（週末漢方）（P.94）

ところで、旅行中に慢性病の症状が軽減することがあります。ストレスを抱えている方は、ストレスの原因から物理的に離れるとともに、土地が変わって気分が晴れると症状が楽になります。たとえば、湿気や暑さで体調を崩しやすい方は、涼しくて乾燥している土地に行くと症状が楽になることがあります。こうしてみると、大気や気候が体にかなり影響を与えることがわかります。近い将来には、宇宙旅行に役立つ漢方薬も出てくるかもしれません。世の中の発展や科学の進歩とともに、漢方薬も新しい発見や使い方が研究されることでしょう。

座り仕事が多いとき

ＩＴ関係の方でなくても、パソコンで仕事をする機会が多くなりました。また、運転手さんなども長時間座ったままの姿勢が続きます。腰に負担がかかり、腰痛や血行不良に悩む方が多いようですが、なかなか症状が治らない場合は、漢方を飲んで、体の内側からケアしてみましょう。

腰痛や血行不良には《独活寄生湯（どっかつきせいとう）》や《疎経活血湯（そけいかっけつとう）》などがよく使われています。また、毎日湯船にしっかりと浸かって体を温めたり、筋肉をほぐして血行をよくしましょう。お風呂に〈紅花〉や〈ヨモギ〉などを入れて薬草湯にするのもおすすめです。

東洋医学には「久座」という言葉があり、座ってばかりいると胃腸の働きが弱ってしまうと考えられています。胃腸が弱ったまま、過食すると、さらに胃腸に負担をかけることになります。なるべく座りっぱなしにならないように、適度に体を動かしましょう。

立ち仕事が多いとき

一日中立ちっぱなしの販売業や飲食業の方は、足腰に負担がかかって、足のむくみなどに悩まされています。東洋医学には、「久立」という言葉があり、立ちっぱなしだと骨に負担をかけ、「腎」に影響が出てしまうといわれています。

「腎」に影響があることと、いつでもお手洗いに行ける状況ではないことなどが原因で、水分代謝がうまくいかずにむくみやすくなってしまいます。このような方は、《六味丸》、《八味丸》、《牛車腎気丸》、《瓊玉膏》など、「腎」の働きを助ける漢方薬を飲むとよいと思います。慢性的に足がむくみやすかったり、足腰に負担がかかっている方は〈鹿茸（鹿の幼角）〉を加えることもおすすめです。

深夜に仕事をするとき

漢方薬局に勤めている者として、いつも患者さんに「規則正しい生活をしてください」とお話ししています。しかし、どうしても夜ふかしせざるを得なかったり、徹夜覚悟で仕事をしなければならないこともあると思います。

今日は遅くまで頑張らないといけないとわかったら、疲れを感じる前に、「気」を補う《補中益気湯》や《十全大補湯》を飲んでおきましょう。ほかにも〈朝鮮人参〉、〈鹿茸（鹿の幼角）〉、〈牛黄〉の入った漢方薬を選ぶとよいと思います。

パソコン作業などの細かい作業で目や肩に疲れを感じたら、目の疲れや肩こりをやわらげる効果のある《釣藤散》がおすすめです。あまり無理はしてほしくないのですが、作業が終わるまでに何度か飲んでおくとよいでしょう。

また、疲れるとなかなか寝つけないこともありますので、よい睡眠がとれるように

《抑肝散(よくかんさん)》、《酸棗仁湯(さんそうにんとう)》、《帰脾湯(きひとう)》などを飲んでお休みになってください。

知っておくと便利！

万能な漢方をPick Up

「気」を補う漢方薬のトップ！

補中益気湯(ほちゅうえっきとう)

「気」を補うといったらこれというくらいメジャー。「気」がなくなりがちで、疲れやすい方ややる気が出ない方におすすめ。「気」が体に十分に満ち足りていれば病気にかかりにくいので「医王湯(いおうとう)」（医薬品の王様）とも呼ばれている。なんともありがたい漢方薬。

・イベントやフェスに行くとき（P.74）
・深夜に仕事をするとき（P.80）
・プレゼンする前（P.83）
・インフルエンザ予防に（P.85）
・月曜日の憂鬱を吹き飛ばしたいとき（週末漢方）（P.94）

打ち合わせをする前

会議や打ち合わせをする際は、頭をクリアにしてのぞみたいですよね。限られた時間に、適確な意見を述べたり、話の意図を理解できるように頭の中を整理することが求められます。漢方を使うのもひとつの手です。私もイベントの打ち合わせや商品の開発会議などに出席するときは、鞄に漢方を仕込んで出かけます。また、薬局での問診の前にも漢方を飲んで頭をフル回転させ、患者さんのあらゆる情報に気を配り、情報を整理し、最適な処方や養生法を提案しています。

昔から頭のサプリメントとして注目されているイチョウ葉エキス、〈羚羊角（れいようかく）〉、〈遠志（おんじ）〉、〈サフラン〉などを使って、脳の血流をよくしたり、頭が情報でいっぱいにならないよう鎮静させたりすると、思考が整理されます。打ち合わせ中や会議中に煮詰まったり、頭がまわらなくなったなというときにひと呼吸置くつもりで服用するのもいいですよ。

謝罪する前

謝罪に行ったのに、頭に「血」が昇って逆ギレしてしまったり、不遜な態度になってしまっては、元も子もありません。心に余裕をもって謝罪し、関係がこじれないのがいちばんです。

緊張の場面ですから、相手先に向かう30～60分前に、「胆」を据えるための《温胆湯（うんたんとう）》、緊張で吐き気がするような場合は《柴胡加竜骨牡蠣湯（さいこかりゅうこつぼれいとう）》などを服用し、謝罪する直前に〈牛黄（ごおう）〉や〈麝香（じゃこう）〉など、「気」を巡らせるものを飲んで万全の状態でのぞむとよいと思います。逆ギレしてしまいそうな場合は、《抑肝散（よくかんさん）》を服用して、気持ちを落ち着かせておきましょう。

プレゼンする前

大事なプレゼンのとき、緊張して落ち着かなかったり、動悸がしたり、汗をかきすぎたりせずに、うまくプレゼンをこなしたいですよね。人前に出るのが得意な方からも、息切れや声がれをしたくないと相談されることもあります。そんなときに、漢方をおすすめすることもあります。

人前で緊張しやすい方は、「胆」を据える《温胆湯（うんたんとう）》を1～2週間前から服用して、気持ちを整えていくとよいと思います。また、気持ちを落ち着かせるために〈麝香（じゃこう）〉や〈牛黄（ごおう）〉の入った漢方薬を併用するのもおすすめです。

声を出すということは「気」を放出している状態ですので、声が続くかどうか心配な方は、「気」を補う《補中益気湯（ほちゅうえっきとう）》を飲んでのぞむと最後までしっかりと話せると思います。私は講演やワークショップの際は、《補中益気湯》を飲みながら話すことで疲れずにすんでいます。

すでに声を使いすぎて声がれしている場合は、《補中益気湯》に《生脈散（しょうみゃくさん）》や《麦門冬湯（ばくもんどうとう）》を加えて飲んでおくと、気管支が潤って楽になると思います。

インフルエンザ予防に

漢方では、外部からウイルスなどが体へ入るのを防ぐために、《桂枝湯（けいしとう）》、《葛根湯（かっこんとう）》、《玉屏風散（ぎょくへいふうさん）》などを使ったり、抗ウイルス作用があるといわれる〈板藍根（ばんらんこん）〉を使います。ちなみに、《玉屏風散》は〝屏風〟という字が入っている通り、風をシャットアウトするイメージです。《桂枝湯》や〈板藍根〉は刺激が少ないので、風邪の流行時期より前に飲んでおくとよいと思います。

また、体温を下げないことや疲れをためないことも、免疫力を低下させないために大切ですので、体を温める生姜湯や疲労を回復する《補中益気湯（ほちゅうえっきとう）》や《十全大補湯（じゅうぜんたいほとう）》なども飲んでおくとよいと思います。

万が一、インフルエンザにかかってしまった場合は、《麻黄附子細辛湯（まおうぶしさいしんとう）》、《真武湯（しんぶとう）》、《柴葛解肌湯（さいかつげきとう）》、〈牛黄〉などを飲んで安静にしてください。《麻黄附子細辛湯》と《真武湯》には〈附子（ぶし）（トリカブト）〉が入っています。恐ろしいイメージのあるトリカブトですが、使い方を間違えなければ良薬になります。もちろん、現在市販されている〈附子〉の入った漢方薬は、解毒加工されていて、分量も安全な範囲で作られていますが、できればはじめは漢方薬の専門店でお求めになると、使い方も説明してもらえるのでよいと思います。

二日酔いを予防したいとき

アルコールを飲むと、体の中の水分量が多くなります。さらに体が温まり、熱が生まれます。また、アルコールを分解するために、肝臓が一生懸命働きます。ですので、二日酔いを予防したいときは、水分代謝をよくして、余計な熱を冷まし、なおかつ肝臓を保護するような漢方がよく使われます。休肝日を作ろうというのは、まさに働きっぱなしの肝臓を休ませるためです。

漢方には、水分代謝をよくして、余計な熱を冷まし、肝臓も保護する〈牛黄（ごおう）〉という生薬があります。私はお酒を飲む機会が多いので、よく乾杯の前にアルコール対策として〈牛黄〉と漢方の胃腸薬を合わせて飲んでいます。胃腸薬は、熱を冷ます作用のある〈黄連（おうれん）〉、〈黄柏（おうばく）〉、〈山梔子（さんしし）（クチナシの実）〉や、肝臓を保護し消化を促す作用のある

〈熊胆（熊の胆汁）〉などを配合したものがよいと思います。胃腸薬を合わせることで、胃もたれや気持ちが悪くなるのを防ぎます。

飲みすぎたなというときは、眠る前にもう一度、〈牛黄〉や〈田七人参〉など、肝臓によいものを服用するといいでしょう。

これらの漢方は二日酔いになってしまったあとでも回復を助けてくれます。

知っておくと便利！

万能な漢方をPick Up

鹿のような飛び跳ねる元気を！

鹿茸

雄鹿の成長途中の角が原料。鹿の角はキノコのように成長が早いことから名づけられたといわれている。疲労回復や滋養強壮などの効果があり、男性ホルモンや女性ホルモンを活発にする。疲れを取り去って、鹿のように元気になりたい！　というときにもってこいの生薬。

・デートに行くとき（P.72）
・イベントやフェスに行くとき（P.74）
・立ち仕事が多いとき（P.79）
・深夜に仕事をするとき（P.80）

リラックスしたいとき

仕事が重なったり、つねに気を使う生活をして緊張が続いているときは、コーヒーやお茶、お酒などを飲みながら、好きな映画を観たり音楽を聴きながら何も考えずにゆっくりしたくなりますが、カフェインやアルコールは摂りすぎると体に負担をかけてしまいます。漢方にも気持ちをリラックスさせてくれるものがあるので、ぜひ試してみてください。

緊張状態では「気」が滞っていることが多いので、「気」を巡らす作用や鎮静作用、安心作用のあるものがおすすめです。たとえば《抑肝散》、《天王補心丹》、《酸棗仁湯》、《甘麦大棗湯》、《柴胡加竜骨牡蠣湯》などです。〈大棗（ナツメ）〉、〈牡蠣（牡蠣の殻）〉、〈小麦〉、〈青皮（青いみかんの皮）〉から、〈竜骨（大型哺乳類の化石）〉、〈真珠〉、〈牛黄〉、〈麝香〉、〈白檀〉、〈沈香〉、〈遠志〉、〈酸棗仁〉まで多種多様な生薬が使われています。〈白檀〉や〈沈香〉はお香やフレグランスにも使われているので、私は漢方薬を飲みながら、お香を焚いたり、好きな香水をくんくんとかいでリラックスしています。

比較的カフェインの少ないほうじ茶やルイボスティーなどに、〈大棗〉を入れて飲みながら、〈白檀〉のお香を燻らせるというのは、そんなに大変なことではないのでおすすめですよ。

恋人とケンカしそうなとき

恋人同士や夫婦でのケンカはできれば穏便にすませたいものですが、何かのきっかけでつい言いすぎてしまったり、ふてくされてしまったり……。冷静になれば、たいしたことじゃなかった、もっと適切な言葉があったなど、反省することもあります。

頭に「血」が昇ってしまったり、冷静でいられないとき、相手に怒りをぶつける前に《抑肝散》、《加味逍遙散》、〈麝香〉、〈牛黄〉を思い出してください。漢方を飲んでいったん冷静になりましょう。また、深呼吸することでたまった「気」を発散しましょう。日頃から癇癪を起こしやすい方は、常用しておくとよいでしょう。

話し合いをする前にふたりで一緒に漢方を飲めばその場の空気もなごみそうですが、怒っている相手に無理に漢方をすすめてしまうと、怒りを増幅する可能性もあるので、くれぐれも慎重にお願いします。

また、いつも一方的に責められて発散できずにいると、ストレスから動悸やめまいなどを引き起こす方もいるので、そのような場合には気持ちを落ち着かせる《帰脾湯》、《温胆湯》、〈麝香〉、〈牛黄〉などを使って、嫌な思いを引きずらないようにしましょう。

食事の前後

自炊でも外食でも、食事の前に漢方で胃腸をケアしてあげると、吸収や消化を手助けしてくれます。胃もたれしやすい方や食後に眠くなる方、胃酸過多の方、脂ものを食べることが多い方はとくにケアしておくとよいと思います。これから飲食物が入ってくる準備として、《六君子湯》や《小建中湯》のような、胃の力になるようなものを服用しておくとよいと思います。食後に飲むなら、市販の漢方の胃腸薬でよいので、胆汁エキス、〈ガジュツ〉、〈黄連〉、〈黄柏〉などの配合されたものを飲んでおきましょう。よく罰ゲームのネタに使われるくらい苦い〈センブリ〉も昔から胃薬として使われています。

冷たい飲食物でお腹が冷えて心配な方は《安中散》がおすすめです。

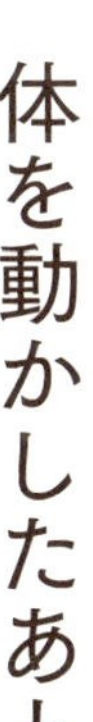

体を動かしたあと

久しぶりに運動したり、激しく体を動かしたあとは、漢方で体をケアしておくと、筋肉の痛みや痙攣などが軽減できます。

足がつったときによく使われているのは、《芍薬甘草湯》です。これはスポーツや山登りの際に持って行くとよいでしょう。

筋肉痛には《疎経活血湯》、打撲には《治打撲一方》、《通導散》などを使い鎮痛効果のある〈小茴香〉、〈ウコン〉、〈ヨモギ〉、〈紅花〉、〈陳皮〉などを入浴剤としてお風呂に入れるのもおすすめです。

ちなみに、昔の人は馬に乗っていたので、古い漢方の本には馬から落ちて重傷のときに飲む漢方も記載されています。これがとても黒魔術的で、材料は使い古した布巾や畳、髪の毛、子どものおしっこなどと書かれています。漢方の世界ではさまざまな材料が試されてきたということがわかりますね。

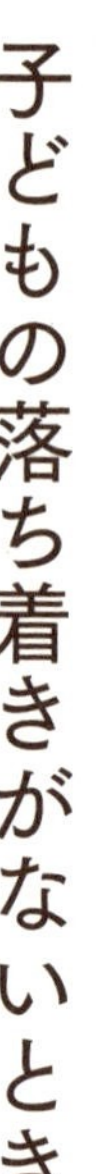

子どもの落ち着きがないとき

よく「子どもでも飲める漢方はありますか?」と聞かれますが、漢方は赤ちゃんから服用できるものもありますので、安心して使ってください。（ただし15歳未満は飲めない漢方もあります）。ここでは、お子さんの心が落ち着かないようなときに飲める漢方をご紹介します。

子どもが不安になったり、興奮するような出来事があると、激しく泣いたり、怒ったりするときがあります。そのようなときによく使われるのが《抑肝散（よくかんさん）》です。夜泣きやおねしょのほか、遠足など、翌日の予定が気になって眠れないときなどにも使えるので、試してみてください。毎日飲んでも大丈夫ですので、続けると落ち着いてきます。ちなみに、《抑肝散》は、落ち着かない子どもを見て、自分も落ち着かなくなりそうな親にもおすすめで、漢方薬局ではよく「母子、父子同服」と言って、親子で飲んでお互いの気持ちを落ち着かせるようにとお話ししています。

ほかにも、《小建中湯（しょうけんちゅうとう）》、《黄耆建中湯（おうぎけんちゅうとう）》、《参苓白朮散（じんりょうびゃくじゅつさん）》などを、元気のない子やお腹の弱い子などにおすすめしています。《小建中湯》は甘くて飲みやすく、私は子どもの頃大好きでした。

変わり種漢方を
Pick Up

こんなものも
漢方?!

記憶力にも関わる海の生物

海馬(かいば)

海に住むタツノオトシゴが原料。腎機能や男女の生殖機能を向上させるほか、尿トラブルなど加齢にともなう不調を改善する。東洋医学では「腎」と脳（記憶をつかさどる海馬）はつながっているため、記憶力をよくするともいわれている。「腎」を補う漢方薬に加味される。（本書表紙カバー左下のイラストが海馬）。

芋虫とキノコの競演!?

冬虫夏草(とうちゅうかそう)

冬は虫だが、夏には草になると考えられたことから名づけられた。実際は、コウモリガの幼虫にキノコが寄生したもので、下が芋虫で上がキノコ！「肺」の機能を向上させるため、滋養強壮剤として栄養ドリンクなどに含まれており、意外に身近な生薬。（本書表紙カバー右上の細長いイラストが冬虫夏草）。

月曜日の憂鬱を吹き飛ばしたいとき（週末漢方）

漢方は毎日、長く飲み続けるものというイメージがあると思いますし、実際にそのほうが理想的です。その一方で、もうひとつ提案したいのは、週末だけ（もしくは平日だけ）服用するという使い方です。週末だけ使う理由としては、1週間でたまった疲れの回復、質のよい睡眠や心身のリラックスのためです。また、日曜日の夕方あたりから漂う憂鬱感や月曜日の朝のイヤイヤタイムを払拭できたら1週間を元気にスタートすることができます。

たとえば、1週間フルに動いた体を休めつつ、休日も楽しむための気力を補ったり体力を回復させるには、よい睡眠がとれるように、眠る前に〈朝鮮人参〉や〈大棗（ナツメ）〉を使ったお茶を飲んだり、〈牛黄〉や《帰脾湯》を飲むのも有効だと思います。また、週末の朝、起床後に一日元気に過ごすためにも〈朝鮮人参〉や《補中益気湯》、《十全大補湯》など「気」を補う漢方を飲むのもおすすめです。

週末に暴飲暴食してしまった方は、デトックスするために、運動をしたり、漢方を飲んで胃腸や肝臓を整えておくとよいと思います。普段から便秘気味の方は〈大黄〉、〈アロエ〉、〈センナ〉などが入った漢方の便秘薬を使って腸の中をスッキリさせましょう。胃腸や肝臓に負担をかけた方は、〈山梔子（クチナシの実）〉、〈ガジュツ〉、〈田七人参〉、〈熊胆（熊の胆汁）〉などでケアしましょう。

最後に月曜日の憂鬱です。日曜日に飲んでおきたい漢方は《抑肝散》、《逍遙散》、《香蘇散》、〈牛黄〉、〈麝香〉、〈大棗〉、〈サフラン〉、〈龍脳〉など、のびのびと過ごせたり、気持ちを切り替えられるものがよいと思います。

Case 3

こんなご相談がありました

ビクビクしてしまい、人前に出るのが苦手

先日、男性（30代）が薬局に駆け込んできました。2週間後に仕事で大勢の前に立って大事なプレゼンをしなければならない。もともと人前に出るのが苦手なので、プレゼンのことを考えると緊張して仕事が手につかなくなってしまう。「なんとか緊張せずにプレゼンにのぞめないか」というご相談でした。また、食欲がわかず、睡眠も浅いため、疲労感がとれなくなってしまっているとのこと。

これは、「胆」の「気」が巡らず、「気滞」の状態になっていると考えられました。決断に関わる「胆」の働きが悪くなっていたために、不安や緊張を感じてしまう。さらに「胃」の働きも弱まり、食欲がなくなり、睡眠にも影響が出てしまっていました。

とにかく不安と緊張をゆるめて、どっしりと構えてプレゼンにのぞめるように、《温胆湯》を処方しました。心を落ち着かせたり、不眠を改善する効果がある漢方薬です。

また、より心を落ち着かせるために、〈麝香〉と〈牛黄〉の入った丸剤をお渡ししました。これはCase1で処方したのと同じ、水なしでさっと飲めるタイプなので、プレゼンの直前に飲んでいただくように伝えました。

その後、「落ち着いてプレゼンにのぞむことができ、よい結果が出た」

とご報告をいただきました。「また次にプレゼンをすることが決まってドキドキしてきたけれど、漢方薬をお守りがわりにして、前向きにのぞもうと思っている」とのことです。

このように、ビジネスシーンでも気軽に使用できるのが、漢方のよいところだと思います。

Part4

お酒にもスープにも！
生薬で作る薬膳レシピ

じつは生薬（和漢植物）はお茶や料理と相性バツグン！　体も心もぽかぽか温まり、落ち着きますよ。

※スーパーなどでは、「生薬」ではなく、「和漢植物」や「スパイス」として販売されています。本書では、「生薬（和漢植物）」と表記しました。

※気分が悪くなったら飲食するのをやめましょう。

チャイ

[材料]（1人分）

紅茶（カフェインが気になる方はルイボスティー）2~3g（ティーバック1包でもOK）

生薬（和漢植物）

ー生姜0.2~0.4g（生の場合はスライスして1~2g）

ーシナモン0.2~0.4g

ークローブ 1ヶ

ーカルダモン0.2~0.4g

ーナツメ0.5~1g（1ヶまるまる入れてもOK）

[作り方]

1 市販の出汁袋に紅茶と生薬（和漢植物）を詰める。

2 鍋に200ccの水と出汁袋を入れて火にかける。

3 沸騰後、3~5分ほど煮出して、分量が150ccくらいになったら出来上がり。

★ カップに出汁袋を入れて熱湯を注ぎ、3~5分ほど待つだけでもOKです。

★ ミルクや砂糖、ハチミツなどはお好みで。ミルクを入れる場合は**3**のあとに入れてひと煮立ちしてください。

じつはチャイに入っているスパイスは生薬と重なるものが多いのです。《葛根湯》は〈葛根〉、〈麻黄〉、〈芍薬〉、〈甘草〉、〈大棗（ナツメ）〉、〈桂枝（シナモン）〉、〈生姜〉で構成されています。さらに、《葛根湯》から〈葛根〉と〈麻黄〉を省いた《桂枝湯》は、〈芍薬〉、〈甘草〉、〈大棗〉、〈桂枝〉、〈生姜〉でできています。まったく同じではないですが、チャイのスパイスは《桂枝湯》のような配合になっています。ですので、普段から飲んでいると風邪を引きにくくなります。また、オフィスの冷房で冷えるときや寒い時期のスポーツ観戦などにも役立つと思います。

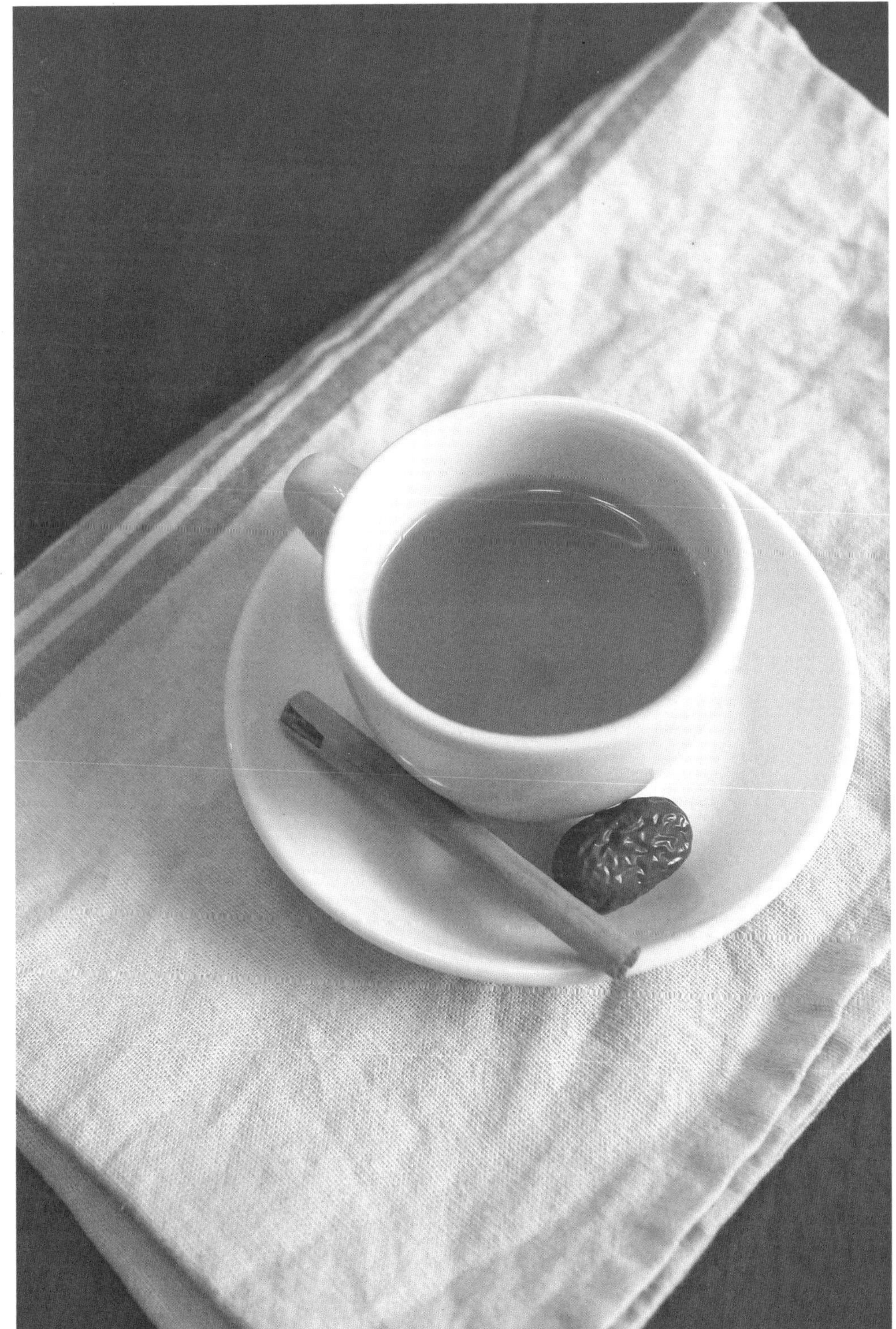

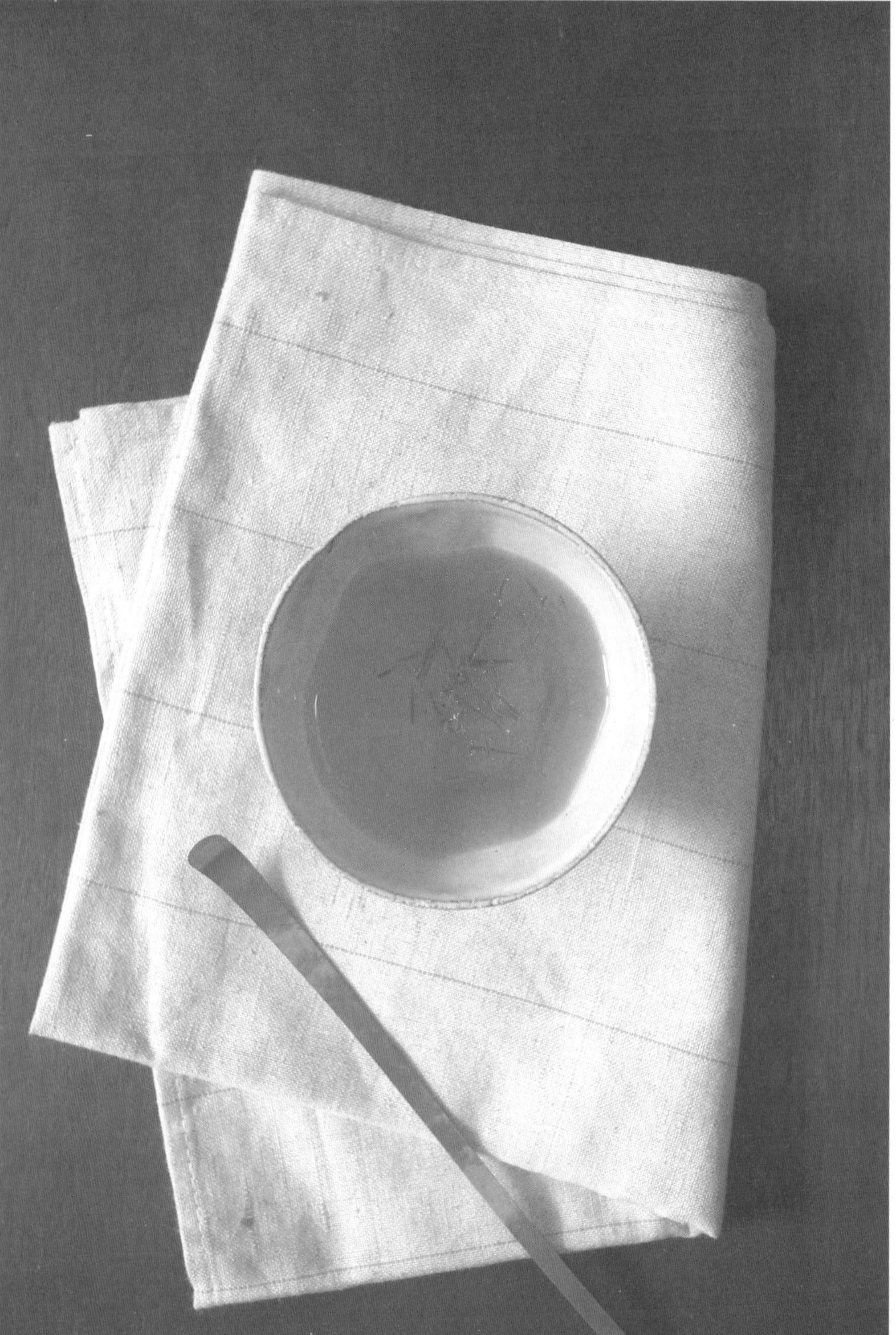

サフランティー

［材料］（1人分）
ジャスミンティー、または凍頂烏龍茶 2〜3g（ティーバック1包でもOK）
生薬（和漢植物）
ーサフラン 少々

［作り方］
1 市販の出汁袋にジャスミンティー、または凍頂烏龍茶とサフランを詰める。
2 カップに出汁袋を入れて熱湯を注ぎ、2〜3分待ったら出来上がり。

イタリアのローマに暮らすアーティストのお宅にお邪魔した際、ジャスミンティーに〈サフラン〉を入れて出してくれました。アーティストなので、制作活動の合間に飲んでいるのだと思います。私も旅の後半で疲れていたのか、飲んだあとに気持ちや頭がスッキリしました。〈サフラン〉はリラックス作用があるので、アイデアが煮詰まったときなどによいと思います。

※〈サフラン〉は、妊娠中の方や妊娠している可能性のある方が摂取する際は注意が必要です。

ミントティー

［材料］（1人分）
ジャスミンティー、または凍頂烏龍茶 2〜3g（ティーバック1包でもOK）

生薬（和漢植物）
―ハッカ（ミント）0.2〜0.4g（生葉の場合は0.5g）
―クコの実 3ヶ

★お好みで砂糖を加えてもおいしくお召し上がれます。

［作り方］
1 市販の出汁袋にジャスミンティー、または凍頂烏龍茶と生薬（和漢植物）を詰める。
2 カップに出汁袋を入れて熱湯を注ぎ、2〜3分待ったら出来上がり。〈ハッカ（ミント）〉は熱に弱いので、出来上がった段階ですぐに取り出す。

以前、モロッコを訪れた際にミントティーを飲んだら、暑さで消耗した体がすーっと楽になった記憶があります。現地ではフレッシュなミントの生葉をたくさん入れて、日常的に飲んでいるようです。暑い国ですので、ミントで体を冷ましているのだと思います。〈ハッカ〉は頭や目の熱を取り、さらにのどにも、目や気管支にもよい〈クコの実〉を加えると効果がアップするはずです。砂糖はお好みで入れてください。

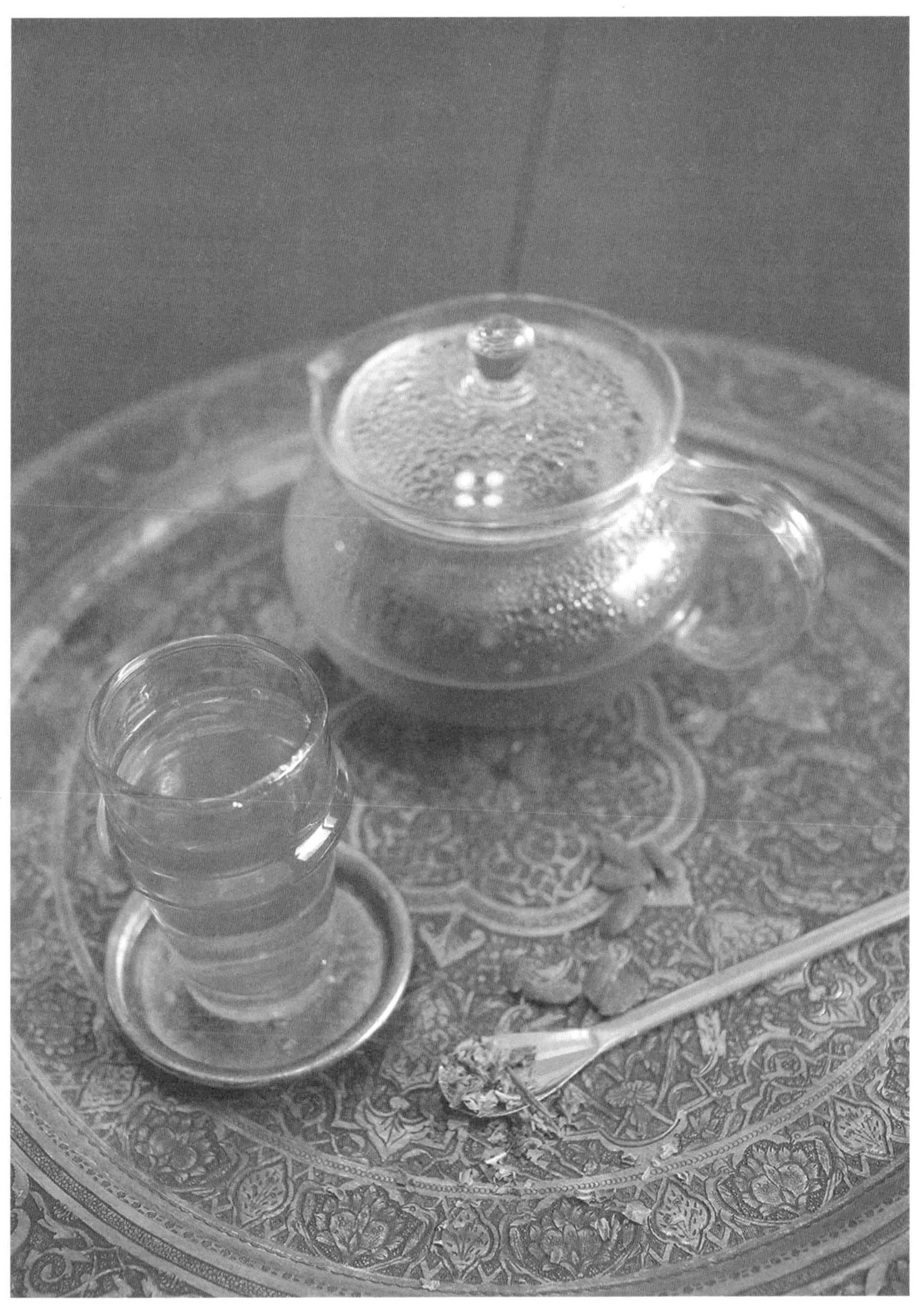

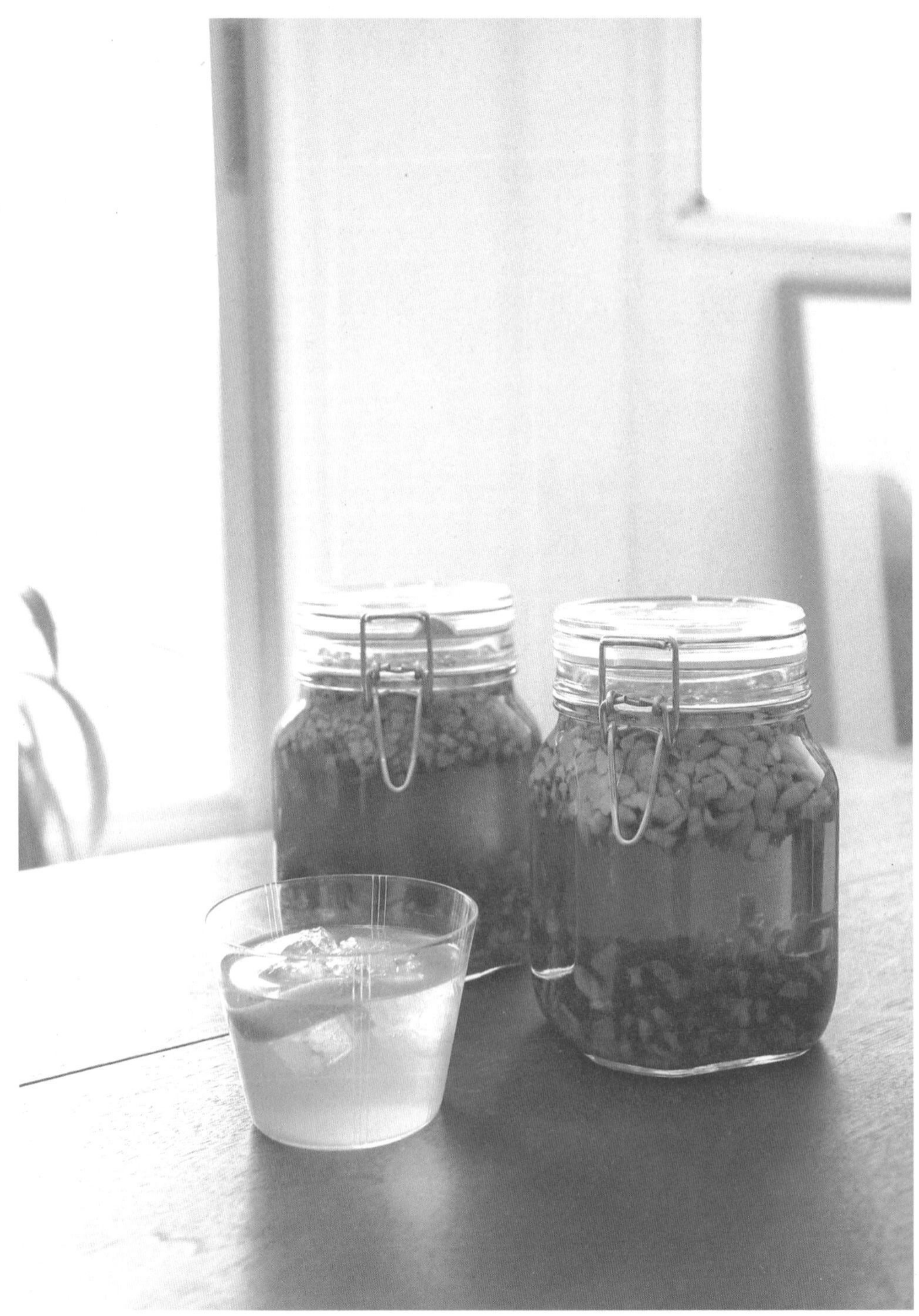

お酒

[材料]
焼酎、リキュールなど200cc
生薬(和漢植物)
―ナツメ10g
―クコの実5g
―生姜5g
―シナモン2g

[作り方]
1 生薬を焼酎やリキュールなどに3日以上漬けて、味が整ってきたら飲み頃です。

ジン、イエーガーマイスター、アブサンなど植物由来のリキュールがお好きな方もいると思います。生薬を使ったお酒で知られているものには、お屠蘇や薬用酒などがあります。身近な生薬(和漢植物)を集めて、オリジナルの薬草酒を作ってみるのも面白いですよ。ストレートやロック、お湯割りもよいですし、トニックウォーターやソーダで割ってもおいしく飲めると思います。生薬の香りを楽しんでください。

※酒類なので販売してはいけません。

スープ

［材料］（4人前）
生薬（和漢植物）
—◎ナツメ 4ヶ
—◎シナモン0.5g～1g
—◎ターメリック（ウコン）1g
—◎フェンネル0.5g
—◎八角 1ヶ
—◎山椒 0～1g（粉末ではないものを）
（◎＝薬膳パック［出汁袋に詰める］）
—生姜 5スライス
—ハトムギ 5～10g
—クコの実 10～20ヶ
鶏肉（骨付き）、昆布、お好みの具材（キノコ類、白菜、豆腐、春菊、牡蠣など）、ニンニク（適量をスライス）など。

［作り方］
1 水を入れた鍋に、薬膳パック、鶏肉、生姜、昆布、ニンニク、ハトムギを入れ、火をつける（骨付きの鶏肉を使わない場合は、出汁の素を入れる）。塩や酒などで味を整える。
2 具材を順々に入れ、煮込む。
3 火が通ったらクコの実を散らして出来上がり（薬膳パックは入れたままで大丈夫）。

生薬（和漢植物）はぐつぐつ煮込んだときにいちばん効果が発揮されるので、ずっと煮出すスープはピッタリです。薬膳の出汁がしみているので、スープまでお召し上がりください。食べたあとは、体が芯から温まるのを感じられると思います。〈ハトムギ〉は肌や水分代謝によく、〈朝鮮人参〉を加えて、元気が出るスープに仕上げてもいいでしょう。醤油や味噌で味付けするのもおすすめ。残ったスープに麺やお米を入れたり、カレーにしてもおいしいですよ。

※〈ターメリック〉は、妊娠中の方や妊娠している可能性のある方が摂取する際は注意が必要です。

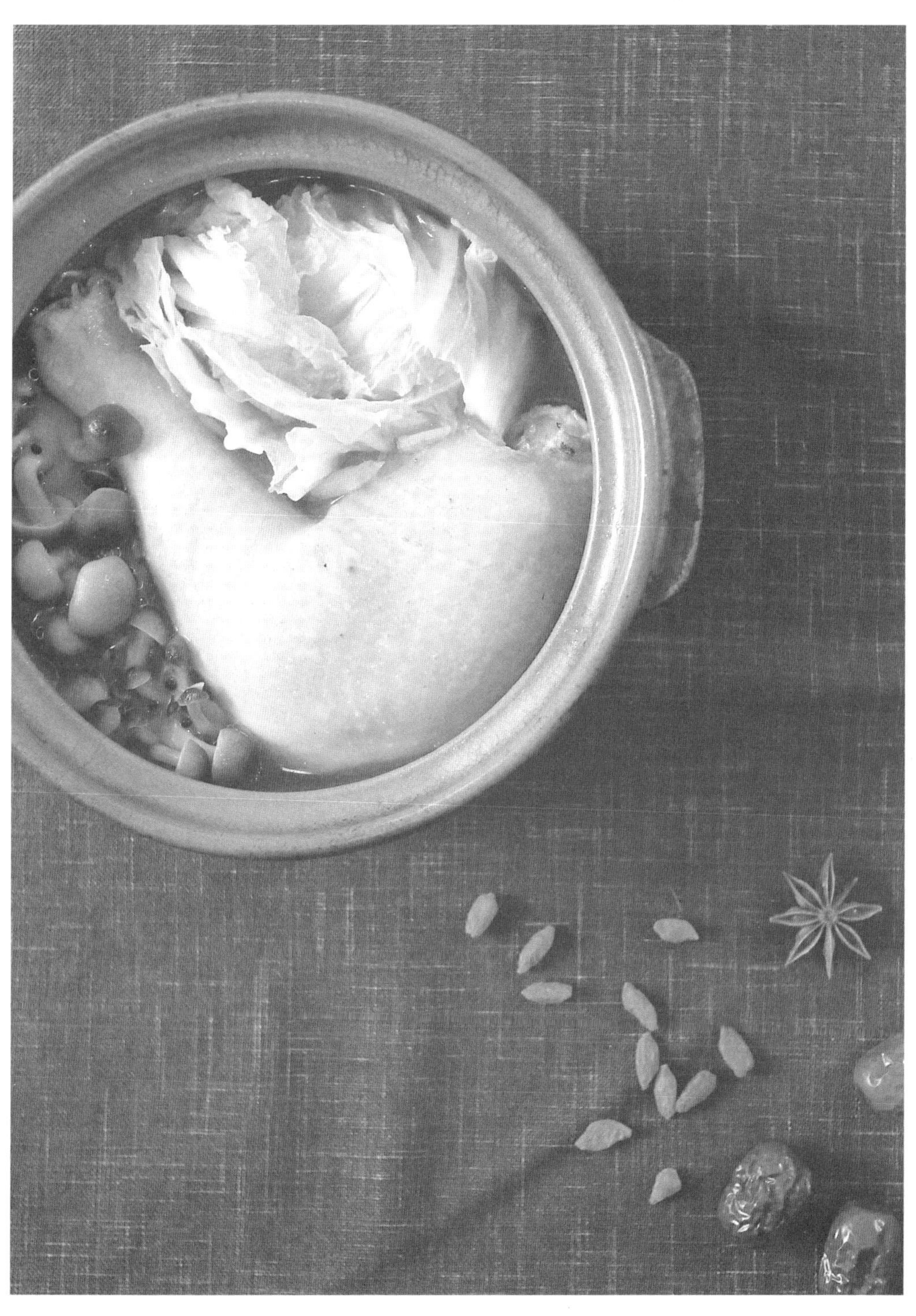

香り（入浴剤）

［材料］（1回分）
生薬（和漢植物）
―ヨモギ　5～10g
―紅花　2g
―陳皮　5g
―ビワの葉　5g
―月桂樹　3g

［作り方］
すべての材料をガーゼの袋などに詰めてお風呂に入れる。

日本人の多くは暑くて湿気が多い季節と、寒くて乾燥している季節のある風土で生活しています。汗をしっかりかいて代謝すること、体を芯から温めること、肌の潤いを維持することなど、入浴にはさまざまな利点があります。温泉や銭湯に浸かってゆっくりしたり、おうちでさまざまな入浴剤をお使いの方も多いと思います。近年ではシャワーですませてしまうという方も多いですが、生薬やハーブを合わせた入浴剤をお風呂に入れると、その香りと温浴効果が実感できます。とくに冷えや疲れを感じている方におすすめです。

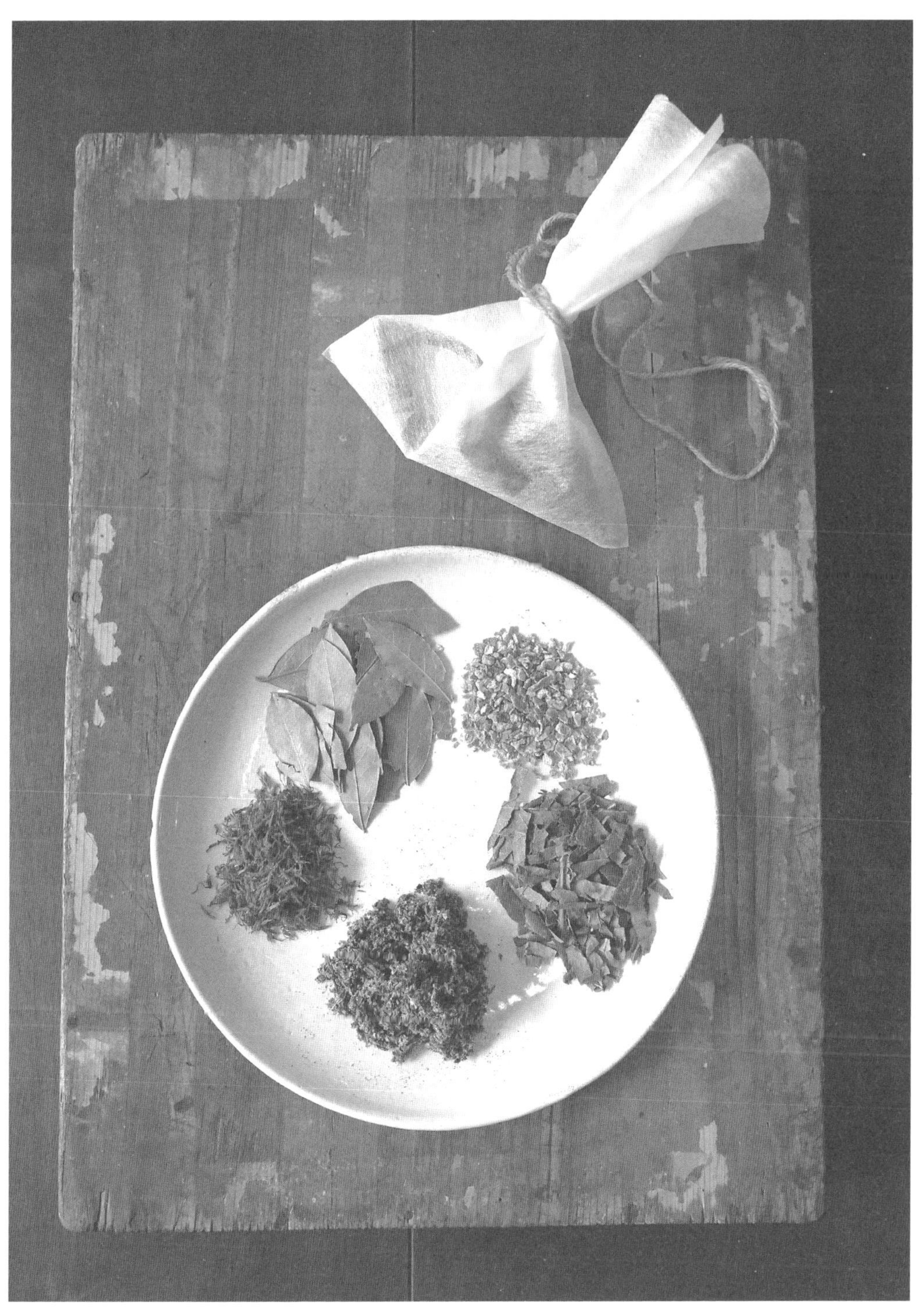

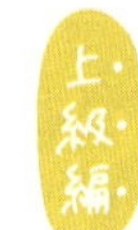

軟膏

［作り方］

1 医療用のゴマ油500gを150度前後で火にかけて余計な水分を十分に蒸発させる。

2 蜜蠟205gを入れて溶かし、〈当帰〉30gを入れて温度を150～160度まで上げる。

3 〈当帰〉が焦げたら取り出し、火を止めて140度まで下がったら〈紫根〉60gを入れ、冷めて固まるまでそのままおく。

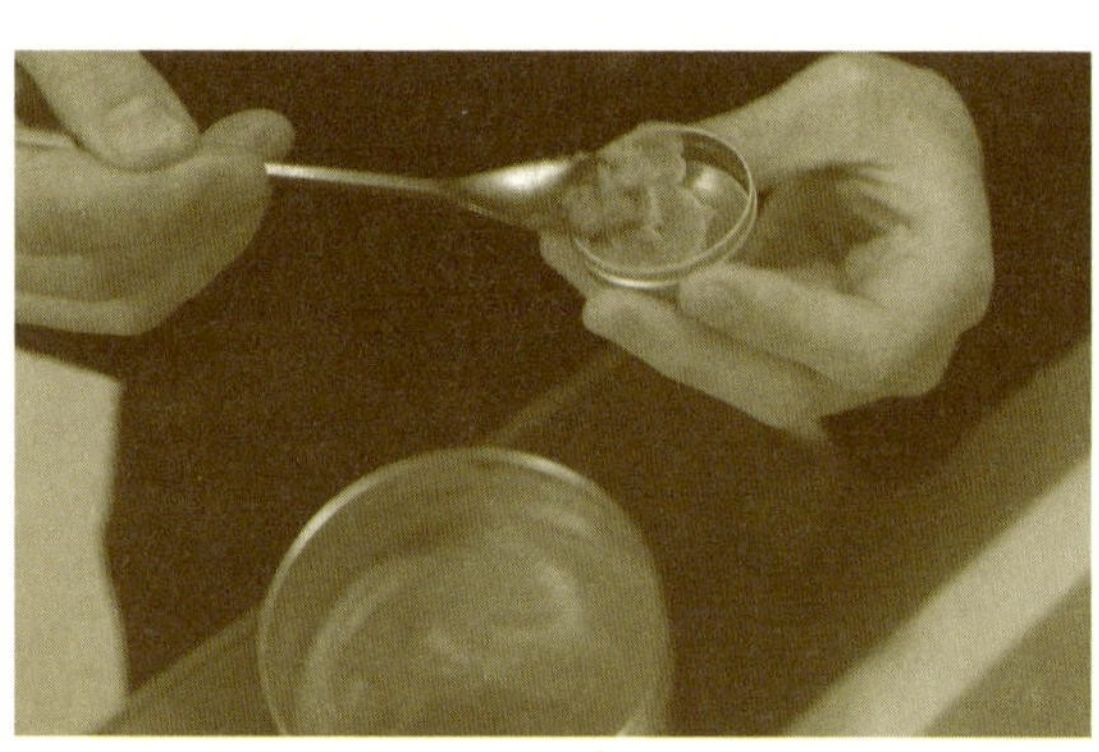

漢方には打撲や火傷など外傷に効く湿布や塗り薬もあり、材料さえ揃えられれば軟膏も手作りできます。《紫雲膏（しうんこう）》はやけど、切り傷、皮膚の乾燥や荒れを治す軟膏です。血行をよくする〈当帰（とうき）〉と炎症を抑える〈紫根（しこん）〉が入っています。唇や手はもちろん、口の中に入れても大丈夫なので、お子さんにも使っていただけます。

Extra

五十音順
漢方薬と生薬リスト115

本書に登場する主な漢方薬と生薬を中心に、計115種の効能をご紹介。わかってくれば漢方がもっと面白くなります。

※妊娠中の方や妊娠している可能性のある方は服用する前にかならず漢方薬局に相談してください。

漢方薬リスト 60

あ

1 安中散（あんちゅうさん）

お腹が冷えて、胃の調子が悪くなり、胃痛やお腹の張りのある方に使われる。胃腸薬としてもよく用いられる。

2 温経湯（うんけいとう）

「血」を補い、巡らせ、体を温める。冷えに加えて、唇の乾きや、睡眠中に布団から手足を出すなどほてりもあるときに使われる。生理不順、不妊、更年期症候群、婦人科系疾患にも用いられる。妊婦さんの服用は避ける。

3 温胆湯（うんたんとう）

体に余計な水分や熱があるときに使われる。心が落ち着かない方や驚きやすい方におすすめ。不眠、イライラ、めまいなどに効果がある。更年期症候群、自律神経失調症などにも用いられる。

4 黄耆建中湯（おうぎけんちゅうとう）

《小建中湯》に〈黄耆（おうぎ）〉を加えたもの。元気がなく、疲れやすく、汗をかきやすい方に効く。冷えや緊張による腹痛や皮膚疾患にも用いられる。元気のない子どもにもおすすめ。

か

5 葛根湯（かっこんとう）

寒気、微熱、頭痛、首肩のこわばりがあり、ゾクッとして、汗をかいていないときに効果がある。汗をかいているときは《桂枝湯》が用いられる。風邪の初期に効くため、常備しておくと安心。

6 加味帰脾湯（かみきひとう）

「気」と「血」を補い、心身を整える。考え込みやすいとき、不眠がちなとき、精神的にショックを受けたときなど、心身ともに元気がないときに使われる。《帰脾湯》ではイライラやのぼせがおさまらないときに用いられる。

7 加味逍遙散（かみしょうようさん）

ストレスがあり、「気」や「血」の巡りが悪く、「血」が昇ってイライラし、目や顔が充血するようなときにおすすめ。冷え症、不眠、生理不順、更年期症候群などにも効く。

8 冠心II号方（かんしんにごうほう）

「血」の巡りが悪く、肩首の凝りや頭痛、しびれ、めまいなどがあるときに使われる。高血圧などの生活習慣病にもよく用いられる。脳梗塞や心筋梗塞の初期症状にも効果がある。20世紀になってできた新しい漢方薬。

9 甘麦大棗湯（かんばくたいそうとう）

ヒステリーやパニックなど、極度の不安に陥ってしまいがちな方におすすめ。安心作用があり、子どもの夜泣きにも用いられる。不眠症や自律神経失調症などにも効果がある。

10 帰脾湯（きひとう）

「気」と「血」を補い、心身を整える。不眠がちなときや精神的にショックを受けたときなど、心身ともに元気がないときに使われる。ストレスや興奮が強い方には《加味帰脾湯》がおすすめ。

11 芎帰調血飲第一加減（きゅうきちょうけついんだいいちかげん）

「産後の漢方薬」ともいわれ、婦人科でよく使われる。「血」を補うとともに、「気」と「血」の巡りをよくする。生理不順、冷え症、更年期症候群、婦人科系疾患などにも用いられる。

12 玉屏風散（ぎょくへいふうさん）

「気」を補い、皮膚の表面を整える。風邪を予防したい方や多汗の方、温度変化に敏感な方におすすめ。

13 荊芥連翹湯（けいがいれんぎょうとう）

顔や頭部などの湿疹、吹き出物、鼻炎などの体の上のほうにある炎症に使われる。ストレスの強い場合や子どもには《柴胡清肝湯》もおすすめ。

14 瓊玉膏（けいぎょくこう）

生薬をハチミツで練ってペースト状にしたもの。老化による体の衰えによく、肌や粘膜を潤し、髪の毛も丈夫になる。滋養強壮薬でもあるため、疲れやすい方にもおすすめ。

15 桂枝湯（けいしとう）

ゾクっと寒気がして、微熱、頭痛があるときに使われる。《葛根湯》と比べて、汗が出ているときに用いられる。風邪の予防にもよい。

16 桂枝茯苓丸（けいしぶくりょうがん）

「血」を巡らせる。クマやアザができやすい方におすすめ。生理不順、冷え症、婦人科系疾患、打撲、痔などにも効果がある。シミ、手足の荒れが出やすい方は《桂枝茯苓丸加薏苡仁（けいしぶくりょうがんかよくいにん）》がおすすめ。妊婦さんの服用は避ける。

17 血府逐瘀湯（けっぷちくおとう）

「気」と「血」を巡らせる。頭痛、胸痛、動悸などがあるときに使われる。不眠、イライラ、生理不順のほか、狭心症、脳血管障害などにも用いられる。

18 香蘇散（こうそさん）

「気」を巡らせる。ストレスによる気鬱があり、元気もないときに効果がある。胃腸が弱った方の風邪の初期（頭痛、発熱、寒気）にも用いられる。

19 牛車腎気丸

足腰の衰えや冷え、痛みのほか、腎機能の低下、むくみ、耳鳴りなどに効く。《八味丸》に〈牛膝〉と〈車前子〉が加味されている。

20 五苓散

水分代謝をよくする。口が乾く、小便が少ない、吐き気がする、下痢のときなどに使われる。お酒を飲みすぎたときに、頭の熱を冷ます《黄連解毒湯》と合わせてよく用いられる。

21 柴葛解肌湯

寒気、熱、関節の痛み、だるさ、鼻や口の乾燥、インフルエンザのような激しい風邪のときなどに使われる。

22 柴胡加竜骨牡蠣湯

ストレスによる不安感、脇腹や胸部への圧迫感のほか、不眠のとき、体が重くて寝返りもできないようなときに効果がある。

23 柴胡清肝湯

ストレスによってイライラしたり、落ち着きがなくなりがちな方の、湿疹や吹き出物によく使われる。小児のじんましんなどの皮膚疾患にも効果がある。

24 柴胡疎肝散（湯）

「気」を巡らせる。ストレスからくるお腹や脇腹の張り、痛みによく使われる。生理痛、生理不順、肋間神経痛などにも効く。

25 柴芍六君子湯

「気」を補い、巡らせる。ストレスや緊張によって、胃痛や腹痛が起こる方におすすめ。

26 柴朴湯

咳や痰が出て、のど、胸、胃のつかえやつまりを感じる方に使われる。気道が乾燥しているようなときは《麦門冬湯》が用いられる。ストレス緩和にも効果がある。

27 酸棗仁湯

疲れすぎて眠ろうとしても眠れないようなときやよく目が覚めてしまうとき、ほてりやのぼせがあるとき、寝汗をかくときに使われる。

28 四逆散

ストレスによって「気」の巡りが悪くなり、手足の冷え、憂鬱感、イライラ感のあるときに使われる。自律神経失調症、ヒステリー、更年期症候群などにも用いられる。

29 四物湯（しもつとう）

「血」を補う。貧血ぎみ、生理不順、冷え症、めまい、ふらつき、毛髪にツヤがない、爪がもろい、しもやけがあるときに使われる。

30 芍薬甘草湯（しゃくやくかんぞうとう）

〈芍薬〉と〈甘草〉でできた漢方薬。足がつったときなど、筋肉や胃の痙攣などに効果がある。摂取しすぎると副作用を起こす〈甘草〉が多く配合されているため、連用には注意が必要。

31 十全大補湯（じゅうぜんたいほとう）

「気」と「血」を補い、滋養効果がある。顔色が悪く、元気が出ないときや、冷えを感じるとき、術後の体力を回復させるときにも使われる。

32 小建中湯（しょうけんちゅうとう）

元気がなく、胃腸が弱っていたり、腹痛を起こしているときに使われる。子どもの漢方薬としても有名で、おねしょや夜泣きにも用いられる。

33 生脈散（しょうみゃくさん）

汗を大量にかいて体力を消耗したときに使われる。炎天下など暑いところに行く前に、飲んでおくとよい。のどが乾燥したり、口が乾くときにもおすすめ。

34 逍遙散（しょうようさん）

ストレスから「気」が停滞し、胃腸が弱ったり、「血」の巡りが悪いときに使われる。生理不順や更年期症候群などの婦人科疾患にもよく用いられる。《加味逍遙散》は顔が赤くなるほど「血」が昇っているようなときに使われる。

35 真武湯（しんぶとう）

体を温め、水分代謝をよくする。寒気があり、体が重だるく、下痢があったり、めまいやふらつきを感じるときに使われる。

36 参苓白朮散（じんりょうびゃくじゅつさん）

疲れやすいとき、食欲がないとき、胃腸の調子が悪くて便秘や下痢をしているときに使われる。

37 清上防風湯（せいじょうぼうふうとう）

顔にできた大きめの吹き出物などのように、赤く腫れて、炎症や膿のある皮膚疾患に効果がある。

38 疎経活血湯（そけいかっけつとう）

血流や水分代謝をよくする。筋肉痛や関節痛、腰痛、神経痛の痛みによく使われる。寝違えたときや痛風などにも用いられる。

た

39 治打撲一方

打撲や捻挫に効果がある。ケガをしたら直後から飲みはじめるとよい。

40 釣藤散

ストレスがあり、頭痛やめまい、目の疲れ、肩こりがあるときなどに使われる。耳鳴りにも効果がある。

41 通導散

「気」と「血」を巡らせる。便秘、お腹の張り、生理不順などがあるときに使われる。打撲や捻挫にも用いられる。妊婦さんの服用は避ける。

42 天王補心丹

寝つきが悪い、眠りが浅い（夢をよく覚えている）、不安感や焦燥感、動悸があるときなどに効果がある。

43 桃核承気湯

「血」の巡りが悪く、のぼせや便秘がひどいときや、精神が不安定なときに使われる。お腹をくだしやすいため、不要な連用や妊婦さんの服用は避ける。

44 当帰芍薬散

「血」を補い、水分代謝をよくする。婦人薬として有名だが、男性にも使われる。貧血、冷え性、生理不順、生理痛、更年期症候群、不妊などに効く。

45 独活寄生湯

坐骨神経痛や脊柱管狭窄症などの足腰のしびれや痛みに使われる。血行や水分代謝の悪い方、足腰に負担がかかっている方、足腰が衰えている方におすすめ。

な

46 女神散

「気」と「血」の巡りが悪くて、のぼせたりイライラするときに使われる。「女神」の名の通り、生理不順、更年期症候群などの婦人科疾患によく用いられる。

47 人参養栄湯

「気」と「血」を補って、精神を安定させる。体のだるさや冷え、貧血、不眠、不安で悩む方におすすめ。

は

48 麦門冬湯

気管支や口の粘膜の乾きを潤す。潤すと楽になるような咳、痰、ぜんそくに使われる。声をよく使う人のしわがれ声などにも効果がある。

49 八味丸（はちみがん）

足腰の衰えや冷えがある、疲れやすい、尿トラブルを起こすなど、腎機能が低下した方におすすめ。耳鳴り、むくみ、腰痛、坐骨神経痛のほか、男女の不妊治療にも使われる。

50 半夏厚朴湯（はんげこうぼくとう）

「気」を巡らせる。ストレスがあり、のど付近に何かがつまった感じがして、咳や痰のあるときに効果がある。

51 半夏白朮天麻湯（はんげびゃくじゅつてんまとう）

胃腸の調子が悪く、吐き気やめまい、頭痛のあるときに使われる。「水」が排出できずにたまっていて、梅雨や雨の日に具合が悪くなりやすい方におすすめ。

52 防已黄耆湯（ぼういおうぎとう）

疲れやすく、むくみがあって、主に下半身が重だるく、汗が出やすい方におすすめ。風邪薬としても使われる。

53 補中益気湯（ほちゅうえっきとう）

「気」を補う。元気や気力がない、体力が落ちている、風邪が治りきらないときなどに使われる。内臓を支えたり汗腺を閉めておく力がなく、胃下垂や不正出血、尿失禁がある方にもおすすめ。

ま

54 麻黄附子細辛湯（まおうぶしさいしんとう）

寒気が強く、汗は出ず、横になりたいほど体がだるい風邪やインフルエンザ、のどが痛いときなどに効く。

や

55 抑肝散（よくかんさん）

ストレスや興奮によって落ち着かない、イライラする、眠れないときに使われる。歯ぎしりや子どものおねしょ、夜泣きにもよく用いられる。

56 抑肝散加陳皮半夏（よくかんさんかちんぴはんげ）

《抑肝散》に〈陳皮〉と〈半夏〉を加味したもの。ストレスに加え、痰飲（水毒）のある方におすすめ。

ら

57 六君子湯（りっくんしとう）

食欲がなく、疲れやすい方の胃腸の不調に使われる。ストレスやお腹が張って胃痛もある場合は《柴芍六君子湯（しゃくやくりっくんしとう）》が用いられる。

58 苓桂甘棗湯（りょうけいかんそうとう）

不安や恐れに敏感で、人前に出ると動悸がしたり、落ち着きがなくなったりするような方におすすめ。下腹部から胸のあたりに動悸のような感じがするときにも使われる。

59 苓桂朮甘湯

水分過多によるめまい、ふらつき、頭痛、耳鳴りに使う。梅雨や雨の日に悪化する方におすすめ。

60 六味丸

《八味丸》から体を温める〈桂枝（シナモン）〉と〈附子（トリカブト）〉を抜いたもの。冷えがなく、口の乾きやほてりがある方におすすめ。足腰が疲れやすく、ふらつき、耳鳴り、むくみがあるときにも使われる。

生薬（和漢植物）リスト 55

あ

1 アロエ

便通をよくするために使われる。妊婦さんの服用は避ける。外用薬として外傷や火傷にも用いられる。粉末にした「アロエ末」として単味で使用されたり、漢方の便秘薬などに配合されている。

2 ウコン（ターメリック）

「気」と「血」を巡らせる。妊婦さんの服用は避ける。

【この生薬を含有する漢方薬】
中黄膏（外用薬）など。

3 黄柏

「キハダ」とも呼ばれ、熱を冷ます。内服でも外用でも炎症に使われる。

【この生薬を含有する漢方薬】
黄連解毒湯、知柏地黄丸、半夏白朮天麻湯など。

4 黄連

熱を冷ます。よく〈黄柏〉と一緒に使われる。

【この生薬を含有する漢方薬】
温清飲、黄連阿膠湯、黄連解毒湯、葛根黄連黄芩湯、荊芥連翹湯、柴胡清肝湯、清上防風湯など。

5 遠志

頭の中を整理するような働きがあり、睡眠の質もよくなる。

【この生薬を含有する漢方薬】
加味帰脾湯、帰脾湯、人参養栄湯など。

か

6 ガジュツ

「血」と「気」を巡らせる。消化を促し、胃腸薬にも使われる。外傷の際に外用薬としても用いられる。妊婦さんの服用は避ける。打撲などの外傷時には単味で内服薬としても、外用薬としても使用できる。

7 葛根

首や背中のこわばりをゆるめる。《葛根湯》に含まれる。

【この生薬を含有する漢方薬】
葛根湯、葛根黄連黄芩湯、柴葛解肌湯など。

8 甘草

胃腸を整えたり、筋肉をゆるめたり、のどの腫れをおさえたりする。さまざまな漢方薬に配合される。摂取しすぎると血圧が上昇したり、むくみが出たりする偽アルドステロン症という副作用を起こす。

9 亀板（亀の甲羅）

体を潤したり、腎機能を助けたりする働きがある。

【この生薬を含有する漢方薬】
亀鹿二仙膠など。

10 クコの実

視力の減退をくい止めたり、涙目を改善したりする作用がある。「肺」を潤し、咳をやわらげる効果もある。

【この生薬を含有する漢方薬】
杞菊地黄丸など。

11 クローブ

生薬名は丁字で、香料にも使われる。〈柿のへた〉と〈生姜〉と合わせると《柿蒂湯》というしゃっくりの漢方薬になる。

【この生薬を含有する漢方薬】
柿蒂湯、女神散など。

12 桂枝（シナモン）

体を温めたり発汗させたりする働きがある。〈桂枝（若枝）〉と〈桂皮（幹皮）〉は異なる働きを持つ。妊婦さんの服用は避ける。

【この生薬を含有する漢方薬】
葛根湯、五苓散、桂枝湯、桂枝茯苓丸など。

13 紅花（べにばな）

「血」を巡らせる。妊婦さんの服用は避ける。染色の材料としても使用される。

【この生薬を含有する漢方薬】
冠心II号方、芎帰調血飲第一加減、通導散など。

14 香附子

「気」を巡らせる良薬といわれ、インドの伝統的医学「アーユルヴェーダ」でもストレス系の疾患に使われる。

【この生薬を含有する漢方薬】
香蘇散、柴胡疎肝散（湯）、女神散など。

15 牛黄（牛の胆石）

1,000 ～ 1,500 頭に 1 頭の割合で見つかる牛の胆石。強心、鎮静、解熱、肝臓保護など効能が幅広く、「高貴薬」と呼ばれるほど、とても貴重で高価。妊婦さんの服用は避ける。

16 小麦

精神を安定させる。不安感や焦燥感のある方、不眠の方に〈大棗（ナツメ）〉や〈甘草〉とともに用いられる。

【この生薬を含有する漢方薬】
甘麦大棗湯。

17 サフラン

スパイスとしてもよく使われる。「血」を巡らせる働きや鎮静作用がある。妊婦さんの服用は避ける。

18 サンザシ

消化を促す働きがあり、中華料理などの油分の多い食事のあとによく食されている。

19 山梔子（さんしし）（クチナシの実）

熱を冷ます働きがあり、目の充血のほか不眠やのぼせに用いる。

【この生薬を含有する漢方薬】
加味逍遙散（かみしょうようさん）、黄連解毒湯（おうれんげどくとう）、柴胡清肝湯（さいこせいかんとう）、竜胆瀉肝湯（りゅうたんしゃかんとう）など。

20 酸棗仁（さんそうにん）

余計な熱を冷まし、「気」を落ち着かせる。不眠の方や精神が安定しない方におすすめ。

【この生薬を含有する漢方薬】
加味帰脾湯（かみきひとう）、帰脾湯（きひとう）、酸棗仁湯（さんそうにんとう）、天王補心丹（てんのうほしんたん）など。

21 山薬（さんやく）

山芋のこと。「腎」の「気」を補って、体を元気にする。

【この生薬を含有する漢方薬】
参苓白朮散（じんりょうびゃくじゅつさん）、六味地黄丸（ろくみじおうがん）、八味地黄丸（はちみじおうがん）、牛車腎気丸（ごしゃじんきがん）など。

22 紫河車（しかしゃ）

プラセンタ（胎盤）のことで、現在は豚、羊、馬の胎盤が使われている。「気」「血」「精」を補う。美容や不妊治療によく使用されている。

23 紫根（しこん）

炎症を抑え、解毒する。〈当帰〉と合わせて《紫雲膏（しうんこう）》に使われる。染色の材料としても使用される。

24 芍薬（しゃくやく）

「血」を補ったり、たるみを引き締めたりする働きがある。筋肉をゆるめる〈甘草〉と合わせた《芍薬甘草湯（しゃくやくかんぞうとう）》は、足がつったときなどの痙攣性の痛みに用いる。

25 麝香（じゃこう）

ジャコウジカの分泌物。「気」と「血」を巡らせ精神を落ち着かせる。香水の原料としても知られ、ワシントン条約で取引が禁止されていて貴重。妊婦さんの服用は避ける。

26 小茴香（しょういきょう）（フェンネル）

「気」を巡らせる。冷えによる下腹部や胃の痛みをやわらげる。

【この生薬を含有する漢方薬】
安中散（あんちゅうさん）など。

27 生姜

胃を温めて、吐き気やムカムカをやわらげる。発汗作用や解毒作用もある。〈大棗（ナツメ）〉との相性がよい。

【この生薬を含有する漢方薬】
葛根湯、桂枝湯、真武湯、半夏厚朴湯など。

28 沈香

「気」を巡らせる。〈白檀〉とともにお香の原料として有名。内服薬としても使われる。

29 真珠

宝石として知られているが、粉末を生薬として活用。精神を落ち着かせたり、目の充血を緩和するときに、内服や点眼として用いられる。妊婦さんの服用は避ける。

30 青皮（青いみかんの皮）

「気」を巡らせ、消化を助ける。〈陳皮〉と似ているが別のもの。

【この生薬を含有する漢方薬】
《柴胡疎肝散（湯）》。

31 蟾酥

ヒキガエルの耳腺（耳下腺、皮脂腺）の分泌物。心臓のポンプ機能を高め、呼吸機能を助ける。また、自律神経を整え、意識をはっきりさせる。動悸、息切れ、不整脈などにも効果がある。

32 センナ

〈アロエ〉や〈大黄〉と同じく便通をよくする。比較的作用が強いため、慎重に使われる。妊娠中や授乳期には処方しない。

33 センブリ

飲むことが罰ゲームになるほどの苦さで有名な薬草。古くから民間薬として胃腸の不調などに使われてきた。

34 蘇葉

シソの葉。「気」を巡らせて、胸苦しさをやわらげる。食欲不振や嘔吐、食中毒にも用いられる。

【この生薬を含有する漢方薬】
香蘇散、蘇子降気湯、半夏厚朴湯など。

た

35 大黄

〈アロエ〉や〈センナ〉と同じく便通をよくする。熱や炎症を冷ます働きもあり、目の充血やのぼせにも用いられる。

【この生薬を含有する漢方薬】
通導散、桃核承気湯、治打撲一方など。

36 大棗（ナツメ）

胃腸や精神を落ち着かせて、食欲不振や不眠、不安感をやわらげる。〈生姜〉との相性がよい。

【この生薬を含有する漢方薬】
甘麦大棗湯、桂枝湯、補中益気湯、六君子湯、苓桂甘棗湯など多数。

37 朝鮮人参

滋養強壮薬として知られる。収穫までに6年を要したものがよいとされる。「気」を補って精神を整える。

【この生薬を含有する漢方薬】
帰脾湯、十全大補湯、補中益気湯など多数。

38 陳皮（みかんの皮）

「気」を巡らせ、食欲不振や消化不良を改善する。また、水分代謝をよくする。

【この生薬を含有する漢方薬】
香蘇散、抑肝散加陳皮半夏、六君子湯など。

39 田七人参

止血する働きや「血」を巡らせる働き、痛みを鎮める働きがある。鼻血や不正出血、外傷に使われる。「三七人参」とも呼ばれる。

40 当帰

「血」を補うメインの働きに加えて、「血」と「気」を巡らせる働きもある。「血」に関わる代表的な生薬として、婦人科から腰痛などの痛みの漢方薬にまで、多くの漢方薬に配合されている。

41 ハッカ（ミント）

「気」を巡らせる。頭や目の熱を冷ますほか、のどの調子を整える。

【この生薬を含有する漢方薬】
加味逍遙散、荊芥連翹湯、逍遙散、清上防風湯、銀翹散など。

42 八角

生薬名は〈大茴香〉。〈小茴香（フェンネル）〉と似ているが薬効は劣るといわれている。中華料理の香辛料としても有名。

43 ハトムギ

生薬名は薏苡仁。水分代謝をよくして、排尿を促し、むくみを解消する。肌によく、イボ取りの薬としても知られる。

【この生薬を含有する漢方薬】
薏苡仁湯、桂枝茯苓丸加薏苡仁など。

44 板藍根

抗ウイルス作用や炎症を抑える作用がある。インフルエンザなどの感染症予防のために健康食品としてよく使われている。

45 白檀

「気」を巡らせる。〈沈香〉と同じく、お香の原料としてもおなじみ。内服薬としても使われる。

46 ビワの葉

気管支や呼吸器によい。吐き気を抑える。入浴剤やお灸、虫除け、染色などにも使われてきたなじみのある植物。

47 附子（トリカブト）

毒性が強く、一般的には解毒してあるものを使う。強い寒気や痛み、だるさがあるときに使われる。元気な方やのぼせがちな方、暑がりの方には慎重に使用される。妊婦さんや15歳未満の服用は避ける。

48 牡蠣（牡蠣の殻）

乾きを潤し、精神を安定させる働きがある。カルシウムが主成分。

【この生薬を含有する漢方薬】
桂枝加竜骨牡蠣湯、柴胡加竜骨牡蠣湯など。

ま

49 麻黄

発汗させて寒気をとる。水分代謝をよくする。咳止めにも使われる。

【この生薬を含有する漢方薬】
葛根湯、小青竜湯、麻黄湯、麻黄附子細辛湯など。

や

50 熊胆（熊の胆汁）

消化器系全般の万能薬としてよく使われている。熱を冷ます働きがあり、〈牛黄〉と一緒に、お酒を飲む際におすすめ。

51 ヨモギ

冷えによる腹痛や生理不順を改善する。体を温める働きがあり、お灸や入浴剤としても使用される。

【この生薬を含有する漢方薬】
芎帰膠艾湯など。

ら

52 竜骨（大型哺乳類の化石）

頭を休め、「気」を落ち着かせる。カルシウムを含み、〈牡蠣〉と合わせてストレス性疾患によく使われる。

【この生薬を含有する漢方薬】
桂枝加竜骨牡蠣湯、柴胡加竜骨牡蠣湯など。

53 龍脳

意識をはっきりさせる働きがあり、お香や書道の墨にも用いられる。〈牛黄〉や〈麝香〉と一緒によく使われる。妊婦さんの服用は避ける。

54 羚羊角

ウシ科の動物の角。頭の熱を冷ます働きがあり、神経の緊張をやわらげる。

55 鹿茸（鹿の幼角）

体を温めるほか、「精」をつけたり、腎機能をよくする。男女の生殖機能を向上させ、尿トラブルなどの加齢による不調を改善する。

主な参考文献

『素問』小曽戸丈夫、小曽戸洋 著（たにぐち書店）

『柏木の薬箪笥』藤本肇 著（日本薬局協励会）

『五行と食養のおはなし』藤本肇（発行人　藤本久子）

『傷寒論・金匱要略　解訳』藤本肇（発行者　成澤徳憲）

『新古方薬嚢』荒木性次 著（方術信和会）

『図説東洋医学　基礎編』代田文彦、山田光胤 著（学研プラス）

『実用漢方処方集』藤平健、山田光胤 監、日本漢方協会 編（じほう）

『新訂 方剤学』宮脇浩志 著（燎原書店）

『中医臨床のための方剤学』神戸中医学研究会 編著（東洋学術出版社）

『中医臨床のための中薬学』神戸中医学研究会 編著（東洋学術出版社）

『基礎中医学』神戸中医学研究会 編著（燎原書店）

『わかる中医学入門』邱紅梅 著（燎原書店）

『症状による中医診断と治療　上巻』趙金鐸 、神戸中医学研究会 著（燎原書店）

『症状による中医診断と治療　下巻』趙金鐸 、神戸中医学研究会 著（燎原書店）

『腹證図解漢方常用処方解説』高山宏世 著（泰晋堂）

『絵でみる和漢診療学』寺澤捷年 著（医学書院）

『漢方生薬実用事典』サンディ・スワンダ、田力 著、三浦於莵 監修、バンヘギ裕美子 翻訳（GAIA BOOKS）

『現代の食卓に生かす「食物性味表」改訂版』日本中医食養学会、仙頭正四郎 監修（日本中医食養学会）

『実用　中医薬膳学』辰巳洋 著（東洋学術出版社）

杉本格朗（すぎもとかくろう）

1982年生まれ。1950年創業の杉本薬局（鎌倉市大船）の3代目。登録販売者。

大学ではテキスタイルデザインや現代アートを学ぶ。古典的で堅苦しいイメージの漢方をもっと身近に感じてもらおうと、坂本龍一氏主宰のイベント「健康音楽」や「湘南蔦屋書店」、「無印良品 有楽町」、「逗子海岸映画祭」などで和漢植物を使ったオリジナルのお茶や薬膳酒のワークショップやイベントを展開。海外にも漢方を広めるべく、イギリスやフランス、イタリアでもワークショップや講演を開催している。また、「かまくら晴々堂」や「EN TEA」、「eatrip」との商品開発にも携わる。アーティストとコラボして、生薬を生かした染物や書などを制作するなど、幅広く活動している。そのほか、製薬会社の商品開発にも携わっている。

薬局にはさまざまな世代の老若男女が訪れる。カウンセリングに重点を置き、コミュニケーションを大切にし、患者さんと相談しながら漢方を用いた養生法を提案している。

装丁・本文デザイン
工藤亜矢子（OKAPPA DESIGN）

イラスト（カバー・本文）
横山寛多

編集
桑沢香里（株式会社デコ）
舘野太一（山と溪谷社）

鎌倉・大船の老舗薬局が教える
こころ漢方

2019年5月25日　初版第一刷発行

著者　杉本格朗
発行人　川崎深雪
発行所　株式会社　山と溪谷社
〒101-0051
東京都千代田区神田神保町1丁目105番地
http://www.yamakei.co.jp/

■乱丁・落丁のお問合せ先
山と溪谷社自動応答サービス
TEL. 03-6837-5018
受付時間／10:00-12:00、13:00-17:30（土日、祝日を除く）

■内容に関するお問合せ先
山と溪谷社
TEL. 03-6744-1900（代表）

■書店・取次様からのお問合せ先
山と溪谷社受注センター
TEL. 03-6744-1919
FAX. 03-6744-1927

印刷・製本　株式会社 光邦

定価はカバーに表示してあります

ISBN978-4-635-45033-1